间歇性禁食

优化健康和延缓衰老的科学

［美］马克·P. 马特森　著
（Mark P. Mattson）

胡晚霞　张新苗　译

中国出版集团

中译出版社

图书在版编目（CIP）数据

间歇性禁食：优化健康和延缓衰老的科学 ／（美）马克·P. 马特森著；胡晚霞，张新苗译. —北京：中译出版社，2022.9

书名原文：INTERMITTENT FASTING REVOLUTION: The Science of Optimizing Health and Enhancing Performance

ISBN 978- 7- 5001- 7183- 6

I. ①间… II. ①马… ②胡… ③张… III. ①禁食—研究 IV. ①R155.1

中国版本图书馆CIP数据核字（2022）第164976号

INTERMITTENT FASTING REVOLUTION: The Science of Optimizing Health and Enhancing Performance © 2022 Massachusetts Institute of Technology.

著作权合同登记号：图字01-2022-3890

出版发行： 中译出版社
地　　址： 北京市西城区新街口外大街28号普天德胜大厦主楼4层
电　　话：（010）68359827，68359303（发行部）；68359287（编辑部）
传　　真：（010）68357870
邮　　编： 100044
电子邮箱： book@ctph.com.cn
网　　址： http://www.ctph.com.cn

责任编辑： 李焕华
文字编辑： 张　斐
营销编辑： 李佩洋
封面供图： 花瓣素材
封面设计： 潘　峰

排　　版： 北京中文天地文化艺术有限公司
印　　刷： 北京中科印刷有限公司
经　　销： 新华书店

规　　格： 1270 mm×900 mm　1/32
印　　张： 6.875
字　　数： 120千字
版　　次： 2022年9月第1版
印　　次： 2022年9月第1次

ISBN 978- 7- 5001- 7183- 6　　　　定价：58.00元

献给我亲爱的妻子乔安妮、儿子埃利奥特和女儿艾玛，他（她）们给了我巨大的帮助。

前　言

直到现在，人类才进化到享受吃早餐、午餐和晚餐，而不必去觅食或狩猎。生活在野外的动物，包括人类，都是在食物稀少或只能断断续续得到食物的环境中进化的。最能说明这一点的是像狼和狮子这样的食肉动物，它们通常每周只捕杀一次猎物。当这些食肉动物处于食物匮乏或断食状态时，它们必须能够确定它们最有可能在哪里找到猎物，然后花费体力捕捉并杀死猎物。在禁食状态下，大脑和身体功能最佳的个体是那些存活下来并将其基因遗传给下一代的个体。在本书中你将发现，进化已经"塑造"了我们的细胞和器官，使它们能够以最佳方式对间歇性禁食做出反应。

间歇性禁食不是节食。相比之下，间歇性禁食是一种膳食模式，包括频繁的一段时间，只吃很少的食物或不吃食物，以此来"燃烧脂肪"。当储存在肝脏中的所有葡萄糖被耗尽，脂肪转化为酮体时，人就处于禁食状态。人类的肝脏含有足够维持 12 个小时的葡萄糖，之后血液中的酮体水平开始上升。在禁食期间，酮体被用作神经和肌肉细胞的燃料，酮体还可以刺激这些细胞，使它们能够抵抗压力和对抗疾病。有三种最受欢迎的间歇性禁食进食模式：一是每天禁食 16～20 小时，称为"每日限时进食"；二是每周禁食两天，称为"5∶2 间歇性禁食"；三是每个月连续禁食五天。

结合间歇性禁食及其在医学上的实践，证明这一生活方式的潜在价值是巨大的。它不需要任何成本，实际上还可以节省金钱和时间。本书的最后一章提供了采用间歇性禁食的实用建议。对很多人来说，实践起来比较容易。但是，大脑和身体需要一个月的时间来完全适应间歇性禁食的膳食模式。

在过去 30 年中，我和几十名在我的实验室工作的科学家发现了大脑、心血管系统、肌肉和其他器官中的细胞如何对间歇性禁食做出反应，并改善它们的性能。我写这本书是为了与读者分享我所了解到的大脑和身体如何对间歇性禁食做出反应，从而保护他们免受各种疾病的侵害。

1935 年，康奈尔大学的营养学研究员克莱夫·麦凯[1]发现，当他减少每天给大鼠的喂食量时（比通常所吃食物量少 30%），

————————

① 注：本书所涉及的人名均为音译。

这些大鼠的寿命明显更长。直到 20 世纪 80 年代，人们才开始理解为什么当时所谓的"热量限制"会减缓衰老过程。20 世纪 90 年代初，我开始意识到热量限制的"抗衰老"作用，因为衰老是阿尔茨海默病、帕金森病和脑卒中的主要危险因素，所以我招募了几名博士后科学家来进行一些设计简单但有利于揭示真相的实验。我们发现，当大鼠或小鼠保持每隔一天禁食一次时，它们大脑中的神经元对阿尔茨海默病、帕金森病和脑卒中实验模型中的功能障碍和退化具有抵抗力。

在过去的 20 年里，我的研究阐明了大脑神经细胞回路中发生的事情，这解释了间歇性禁食显著而有益的效果。我们还发现间歇性禁食的动物在血糖调节、心血管抗应激能力和身体耐力方面有非常显著的改善。然后，我开始与内科医生和营养学家合作，研究人类的间歇性禁食。这些人体研究表明，间歇性禁食可以改善身体成分（减少脂肪）和调节血糖，并减少炎症和抗氧化。

2019 年，我和我的研究合作者、朋友拉斐尔·代·卡博应邀为《新英格兰医学杂志》撰写了一篇关于间歇性禁食对健康、衰老和疾病影响的综述文章。该杂志的编辑认为是时候写这样一篇文章了，原因有两个。一是越来越多的患者询问医生关于间歇性禁食的问题，然而他们中的许多人并不熟悉间歇性禁食的研究状况。二是足够数量的对人类间歇性禁食的随机对照试验，已经清楚地表明了它在减肥和改善糖尿病与心血管疾病的危险因素方面的有效性。美国国立卫生研究院正在鼓励临床研究人员研究间歇性禁食对有风险或患有一系列慢性疾病的人群的潜在好处。

现在已经有充足的人体研究证据表明，对患有肥胖症或 2 型糖尿病或两者兼而有之的人，开出间歇性禁食的处方是合理的，并且有证据表明间歇性禁食可能被证明对许多不同的医疗状况的治疗是有用的，如癌症和一些神经系统疾病。当我写这篇文章的时候，我们正面临新冠肺炎疫情的冲击。年龄、糖尿病和肥胖症是感染者预后不良和死亡的主要风险因素。由于间歇性禁食可以抵消这些风险因素，它似乎可以对冲新冠肺炎并发症，但这还有待确定。

间歇性禁食是一种生活方式的改变，而无处不在的加工食品和药品的营销不利于这种生活方式的推进。第八章和第九章描述了如何扭转这种不幸的局面，以及间歇性禁食如何在这一逆转中发挥重要作用。

马克·P.马特森

推荐序

在人类进化的大部分时间里，食物短缺一直都是常态，这让人类更喜欢味道鲜美的东西，并希望可以吃到更多食物。然而，过去几十年中，人类的饮食行为发生了巨大的变化，传统的早餐、午餐、晚餐模式已频繁地被各种零食、小吃、夜宵所取代。现代人大都生活在一个被食物包围的环境中，富含能量的美味食物遍地都是，唾手可得，但人体并不能适应这么多食物，以及这种高频次的进食方式。"过量"进食加上久坐和运动不足，就会对人体的代谢产生各种不利的影响，破坏人体的自然调节机制，最终导致诸如肥胖、心血管疾病、2 型糖尿病等慢性病的发生。

其实在很久以前，人类就已经开始通过各种方式有意无意地践行间歇性禁食模式，除食物短缺的时代外，像柏拉图和毕达哥拉斯这样的古希腊人有时会刻意不吃食物，因为他们认为禁食的状态可以促进健康。

作为一名健康倡导者，我在抖音《迪哥精准营养》的科普视频中也多次提到了间歇性禁食模式，很多粉丝朋友也会向我咨询间歇性禁食的方法，有的甚至担心自己会不会饿晕了。其实间歇性禁食并没有想象中那么难，"禁食"是"不吃或少吃"的意思，而"间歇性"的意思是"有时""偶尔"或"适当"，两者组合在一起的意思就是适当挨饿。间歇性禁食不是节食，不吃东西，而是把不吃东西的时间拉长，比如做到一天 16 个小时完全不吃东西，而其余 8 个小时可以进食。这就是时下流行的 16+8 轻断食方式。人体一般会在用餐后 4 ~ 5 个小时产生饥饿感，这时人体的饥饿激素也会以波浪形式释放，达到顶峰。但这时如果继续不吃东西，饥饿感就会慢慢减弱，饥饿激素的分泌也会减少，最后您会发现，即使没有吃东西，也不会那么饿了，这就是我们经常听到的"饿过劲"了。

在国外众多的营养健康图书中，我读到了马克·P. 马特森的这本《间歇性禁食：优化健康和延缓衰老的科学》，书中开创性的研究揭示了大脑对禁食和运动的反应方式，诠释了间歇性禁食减缓衰老的作用及方法，包括如何科学地通过间歇性禁食来降低肥胖、阿尔茨海默病和糖尿病等慢性病的患病风险，并改善大脑和身体的表现。相信随着阅读的深入，您一定会有豁然开朗的感觉。

臧 迪

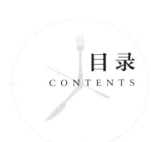

目录
CONTENTS

绪　论

当你吃含有碳水化合物的食物时，食物中的能量首先以葡萄糖的形式储存在肝脏中。当肝脏存满时，能量就会储存在身体的脂肪库中。肝脏可以储存大约400~500卡路里①的葡萄糖，而脂肪库可以储存数万卡路里。来自脂肪的能量可以使一个人禁食几周或几个月。间歇性禁食是一种膳食模式，包括足够长时间的频繁禁食，以消耗肝脏中储存的葡萄糖，从而让身体使用脂肪产生的酮体。这种从葡萄糖到酮体的"代谢转换"需要至少12个小时的禁食。图0.1显示了两种间歇性禁食模式下血

---

① 注：卡路里（简称卡，缩写为 cal），由英文 calorie 音译而来，定义为在 1个大气压下，将1g 水提升1℃所需要的热量。卡路里是能量单位，现在仍被广泛使用在营养计量和健身手册上，国际标准的能量单位是焦耳（J）。作为食物热量的法定单位，在欧洲普遍使用焦耳，美国则采用卡路里。

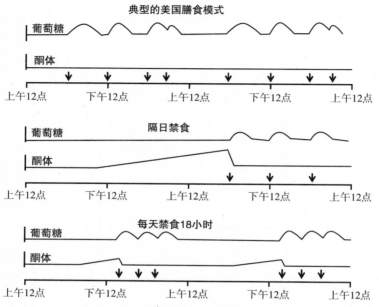

图 0.1　三种不同膳食模式的人在两天内血糖和酮体水平的变化

注：典型的美国膳食模式是早餐、午餐和晚餐加零食，这导致每次进食时血糖水平升高。因为每次人进食时，肝脏的葡萄糖储备都会得到补充，所以酮体水平不会上升。每隔一天禁食的人将保持较低的血糖水平，而酮体水平将在禁食日上升。如果一个人每天禁食18个小时，只在中午到下午6:00之间进食，那么酮体水平在每天早上都会上升。

液中葡萄糖和酮体水平的变化，并与典型的每天三餐加零食的美国膳食模式进行了比较。

普通公众和新闻媒体通常认为间歇性禁食是节食，但事实上间歇性禁食不是节食——它是一种膳食模式。节食是吃什么食物和吃多少食物的问题。相比之下，间歇性禁食关心的是什么时候吃和多久吃一次食物。营养学家和科学家普遍认为健康节食包括吃各种蔬菜、水果、坚果、全谷物和类似鱼这样的健康肉类。健康的节食排除糖类（尤其是果糖）和反式脂肪酸，限制饱和脂肪酸和红肉。健康的节食也限制每日卡路里的摄入量，使一个人的身体质量指数在 $18 \sim 23$（kg/m^2）的最佳范围内。

几种不同的间歇性禁食方法已经流行起来。也许最容易采用的方法就是每天限制进食时间，将一个人的进食时间压缩在每天 $6 \sim 8$ 个小时内。一个采用这种间歇性禁食方法的人每天禁食 $16 \sim 18$ 个小时，这意味着至少有 $4 \sim 6$ 个小时处于"燃烧脂肪"状态。另一种间歇性禁食方法称为"5∶2间歇性禁食"，包括每周五天是典型的一日三餐，但每周有两天的摄入量不超过每天 600 卡路里。参照"5∶2间歇性禁食"模式的人，在这两天每天不超过 600 卡路里的日子里，肝脏储存的葡萄糖将被耗尽，酮体水平会上升。一些间歇性禁食的人体研究采用了隔日交替进行的禁食方案，第一天每天摄入 $300 \sim 400$ 卡路里，第二天不限制饮食。另一种间歇性禁食的方法是每月连续五天每天只摄入约 700 卡路里。在这些不同的间歇性禁食进食模式中，每日限时进食可能是最容易采用的，因为它会成为日常生活的一部分。关于这些不同的间歇性禁食方法对健康的不同影响，还没有直接的比较，但是当与传统的一日三餐膳食模式相比较时，每种间歇性禁食方法都可以改善健康指标。

间歇性禁食的膳食模式通常会导致每周或每月卡路里的摄入量的整体减少。因此，超重的人发现间歇性禁食有助于他们减肥。但是越来越多的研究表明，间歇性禁食还可以改善血糖和血脂水平，以及减少腹部脂肪。对人体的研究表明，间歇性禁食可以有效地减轻体重，预防糖尿病、心血管疾病和癌症，从而改善健康指标。通过减缓焦虑改善学习能力和记忆力，防止常见的神经系统疾病，如阿尔茨海默病和脑卒中的发生。同时，大脑也可以从间歇性禁食中受益。

第一章提供了禁食的进化和历史观点。当从进化的角度来考虑时，间歇性禁食的膳食模式是正常的，而三餐加零食是不正常的。在进化过程中，在食物匮乏状态时，只有那些大脑和身体功能良好的个体能存活下来并将其基因遗传给下一代。第二、第三和第四章强调了一些基因如何对间歇性禁食做出反应，从而延缓衰老，降低许多疾病的风险，并改善大脑和身体的表现。第五章叙述了一种膳食"酮酯"的开发，其目的是改善身体功能和精神表现，以及治疗阿尔茨海默病和帕金森病。第六章总结了健康饮食的主要特征，并描述了蔬菜和水果中的一些化学物质是如何有益于人体的，这些化学物质对大脑和细胞产生了轻微压力，但这个压力是有益的。第七章是为父母和儿科医生准备的，阐述间歇性禁食研究结果对儿童健康的影响，强调了父母的代谢健康对其子女患孤独症谱系障碍的影响。第八章指出了一个情况，即制药和加工食品行业存在对推行间歇性禁食方案的不利因素。本书最后为想把间歇性禁食纳入生活方式的人和可以用间歇性禁食护理患者的医生提出了实用的建议。

当你阅读本书时，请记住以下要点。

——因为食物分布稀少，所以在农业革命之前，野生动物和人类祖先是在相互竞争中断断续续地进食。

——人类大脑最先进的能力（想象力、创造力、语言和逻辑思维），是为了适应食物短缺而进化出来的。

——一日三餐加零食和极少运动的生活方式会导致大脑功能不佳，并增加了患严重神经退行性疾病和精神疾病的风险。

——在负能量平衡（短暂禁食和运动）和正能量平衡（进食和休息）的时间段之间切换，可以优化身体健康。

——间歇性禁食对健康的好处远远超过了减肥所带来的好处。

——随着禁食和长期运动，肝糖原储备被耗尽，脂肪细胞衍生的脂肪酸产生酮体。这种代谢转换伴随着细胞在身体和大脑中的分子适应，增强了它们的功能以及它们对压力、损伤和疾病的抵抗力。

——通过提供替代能源和激活参与神经可塑性和细胞抗应激性有关的信号通路，酮体在大脑神经网络适应禁食和运动方面发挥着特别重要的作用。

——禁食和运动带来的能量挑战涉及神经元中的适应性细胞应激反应信号通路，涉及增强其预防和修复损伤能力的蛋白质。

——间歇性禁食可以延缓衰老、减少炎症、改善葡萄糖调节、降低血压、促进脂肪流失，并可能降低患糖尿病、心脏病和癌症的风险。

——不同的间歇性禁食方法都有可能改善健康，因此个人可以选择一种适合自己的方法。

——不建议年幼的儿童、年老体弱者或饮食失调者进行间歇性禁食。正在服用胰岛素或其他降血糖药物的糖尿病患者应在开始间歇性禁食前咨询医生。

THE INTERMITTENT
FASTING

第一章

食物匮乏 "塑造" 了人类的大脑和身体

在深入研究间歇性禁食对身体和大脑健康的影响之前，我们知道进化的基本事实是，最有能力获取食物、避免被捕食或避免疾病的个体最有可能存活足够长的时间，并将他们的基因遗传给后代。在有限的食物来源中，一些基因对神经系统功能（视觉或听觉、学习和记忆、决策等）至关重要。

有大量证据表明，人类大脑最复杂能力（创造力、想象力和语言）的进化是因为它们掌握了获取和分享食物的方法。这些能力包括制造狩猎工具、捕鱼和种植食物、驯养动物，并想办法有效分配食物。人类大脑的这些能力是在食物匮乏、竞争激烈的生存环境中进化出来的。

当食物匮乏时，大脑和身体进化出最佳功能

在有限食物量的竞争中取得成功，是所有物种中个体生存以及将基因遗传给下一代的重要因素。最擅长寻找和获取食物的个体最有可能生存和繁衍，这适用于所有动物的进化。人类祖先能够克服食物短缺的最突出的能力是创造力，这使他们能

够设计和制造狩猎工具、控制和利用火、驯化动物。语言的发展使他们能够积累大量有价值的信息，并将信息代代相传。

作为间歇性禁食的研究框架，我经常思考这样一个基本问题：在食物匮乏时期，大脑和身体如何适应并表现良好，从而为进化过程提供了生存优势。在这方面，值得考虑的好例子是猫的视觉敏锐度、速度和敏捷性的演变，以及狼的"社会大脑"的进化，这种进化使它们能够合作捕获大型猎物。可以想象一群狼围着一头水牛的场景。

一个事实是，植物进化出了保护它们不被吃掉的机制。植物具有产生无数化学物质的非凡能力，这些化学物质保护它们的重要部分不被昆虫和包括人类在内的其他动物吃掉。我得出的结论是，某些蔬菜和水果、咖啡、茶和黑巧克力对健康有益的原因是因为它们含有苦味的化学物质，这种化学物质会在我们的细胞中引起温和而有益的应激反应。例如，咖啡因、姜黄素（在姜黄中）、萝卜硫素（在西蓝花中）和白藜芦醇（在红葡萄中），它们就是植物产生的苦味化学物质，这些植物的目的是保护它们不被食用。对我们来说，能够忍受这些"植物化学物质"是有利的，这样我们就可以从植物中获取能量和其他营养。因此，我们进化出多种机制，使我们能够大量消耗这些植物，并对它们的苦味化学物质做出积极反应。我将在第六章详细阐述这种有益于健康的植物化学物质。

我们今天所知的人脑细胞结构是由数百万年的进化过程"塑造"而成的。这种"塑造"的全部或部分是根据特定的大脑结构或神经细胞类型是否能提高获取食物或繁殖的成功率。海马体对人类特别重要，它对于人类在复杂环境中成功找到食物来源至关重要；前额皮层在决策和执行复杂任务中起主要作用；下丘脑控制食欲、能量代谢和生殖。继续读下去，你会了解到大脑区域的神经元回路，它们在日常生活中的作用，以及它们受间歇性禁食的影响。

在复杂的环境中行动时，准确导航的能力是成功获取食物的基础。大脑海马体对导航的控制非常重要——知道目标物的当前位置并记住到达那里的路径。把大鼠和小鼠放在实验室笼子里，并给它们带上虚拟现实护目镜，记录它们海马体中的神经元活动，神经科学家发现了类似地理定位系统的东西来引导它们。特定的神经元对动物当前的位置和方向进行编码。此外，当动物"想象"未来的导航路径时，这些神经元变得活跃。称为"位置细胞"的海马体神经元编码动物的当前位置，而被称为"网格细胞"的内嗅皮层神经元（一个与海马体直接相连的大脑区域），对于规划动物下一步的去向至关重要。海马体的连续放电"重演"了先前食物奖励目标的路线。向前回放和向后回放都会发生，这对于动物在脑海中想象它走过的路线的能力可能是至关重要的，这样它就可以很容易地回到先前的位置。

知道哪里最有可能找到食物以及如何到达那里，是动物和人类生存的基础。

猿的前额皮层，比其他如狗和猫这样的哺乳动物要大得多。有令人信服的证据表明，在灵长类动物进化过程中，前额皮层的扩张使生活在热带森林树冠层的类人猿能够做出关键决定，从而提高它们觅食水果和坚果的效率。热带森林有很多生产水果和坚果的树种，这些树位于不同的地区，它们在一年中的不同时间成熟。这些零星分布的食物来源和它们的间歇可用性决定了人类和动物何时离开基本耗尽的食物区并寻找对生存至关重要的不同食物区。研究表明，食物密度降低到整个觅食区的平均食物密度时，猴子和人类狩猎采集者会离开这片区域。猴子大脑神经元的电生理记录揭示了不同脑区的神经元如何调节觅食决策。这些研究揭示了动物如何以最大化食物获取效率的方式，整合视觉皮层、前额皮层、海马体和运动皮层。

人类肌肉骨骼和生理特征的演变，使他们能够有效地长时间行走和奔跑。随着人类领土的扩大和社会群体规模的增加，他们的大脑进化出了增强食物获取安全性的高级能力。这些能力包括创造力、想象力、协作能力和语言能力。人类祖先在几十万年的时间里制造的第一批工具大多是为了获取或加工食物——片状石头、长矛、弓箭、火和餐具。然后才出现了动物驯化、农业、食品运输、储存和配送、机械制造和加工食品行业。

有趣的是，一些鸟类，如乌鸦和鹦鹉，也进化出了与人类相似的获取食物的高级认知能力。单词 caching 描述了将少量食物（或其他有价值的物品）藏在别人不容易发现的地方的行为。剑桥大学的尼古拉·克莱顿通过研究灌丛松鸦的情景记忆行为，揭示了这些鸟类非凡的类似人类的认知能力。这些鸟把少量的食物藏在树叶、木头和其他类似的地方，然后再回来吃食物。克莱顿的研究表明，这些鸟类可以记住过去，规划未来，并理解其他鸟类的行为。原来，乌鸦和鹦鹉前脑中的神经元数量比灵长类动物大脑中神经元的数量多，这可能有助于鸟类的高级智力的产生。与灵长类动物类似，乌鸦有一个突出的海马体，可以生成周围环境的"认知地图"。它们的海马体与涉及执行功能（以目标为导向的规划、策略和自我监控）和决策的大脑结构相连。此外，它们经常使用心智游移和获取、隐藏、恢复食物的社会认知。这些鸟基于单一的过去经历来记住发生了什么，什么时候发生的和在哪里发生的，这使它们能够区分许多类似的先前事件。它们甚至学习食物的"保质期"，先吃易腐的食物。

大约 10 000 年前开始的农业革命，导致食物匮乏的自然形势发生了巨大的变化，人类大脑的进化出现了不同寻常的变化。从那时起，世界各地的人都享受到了丰富的食物。在农业革命之前，现代的早餐、午餐和晚餐的膳食模式是不可能的。没有人可以醒来就有食物吃。他们不得不为了食物而工作，事实上，他们醒着的大部分时间都在工作。

随着农业发展和食物分配效率的提高，越来越多的人从事与获取食物无关的新职业。有组织的教育系统和高等教育机构激增，人类通过探索自然，真正理解了我们在宇宙中的位置，加强了对地球上生命的认知。

对无生命物体（物理学）和生物（生物学）的研究是在16世纪的科学革命和17世纪末、18世纪初的启蒙运动中开始的。尼古拉·哥白尼提供了地球围绕太阳公转的证据，这一证据被描述了行星运动定律的约翰内斯·开普勒和伽利略·伽利雷证实并扩展。接着是艾萨克·牛顿，他阐述了万有引力和三大运动定律。宗教领袖、政府官员和大部分普通公众对这些早期科学家嗤之以鼻，因为这些科学家的发现违背了宗教文献中的信息。但是大多数的早期科学家也是虔诚的，他们最终不得不相信他们的眼睛，而不是宗教的神话。科学的启示确立了什么是真实的、什么是想象的，而且科学发现还在继续。

19世纪中期，查尔斯·达尔文和阿尔弗雷德·华莱士积累了大量的证据，有力地证明了物种是通过一个长期的选择过程进化而来的，这一过程为物种在领地范围内的生存和繁殖提供了优势。在接下来的150年间，遗传学、分子生物学、生物化学和细胞生物学有了指数级的进步，并建立了进化发生机制。我们细胞核中四种DNA碱基（A、C、T、G）的特定序列决定了我们的细胞能产生什么样的蛋白质。蛋白质由氨基酸组成，每个蛋白质中的氨基酸序列由编码该蛋白质的基因 DNA 序列决定。我们从父亲那里继承了一半基因，从母亲那里继承了一半基因，所以我们每个人都混合了父母双方的特征。

我们的基因和它们编码的蛋白质不仅决定了我们的身体特征，还决定了我们的行为能力和倾向，以及我们是否有可能患某种特定的疾病。例如，如果你的父母在年轻时都患有心脏病，那么与你那些父母没有患心脏病的朋友相比，你更有可能患心脏病。这也适用于一些脑部疾病，包括抑郁症、焦虑症、帕金森病和阿尔茨海默病。但是除了极少数导致特定疾病的基因产生了突变，你继承的基因只是说明你有患病的风险。这是一个好消息，因为它提供了一个来调整你的饮食和生活方式的机会，从而对抗你从父母那里继承的任何潜在的"坏"基因。随着你继续阅读，你会了解到间歇性禁食是一种生活方式的改变，可以让人们免遭许多疾病的侵害——心脏病、糖尿病、脑卒中、癌症和一系列脑部疾病。

19 世纪晚期，意大利病理学家卡米洛·高尔基在理解大脑方面取得了重大进展，他开发了一种对神经系统组织进行染色的方法，结果仅导致一小部分神经元染成深黑色。这种分化使得能够在未染色细胞的白色背景上可视化神经元的树突和轴突的整体。在"高尔基染色法"开发之前，还没有确定大脑由数十亿个通过突触连接的独立神经元组成。西班牙神经科学家圣地亚哥·拉蒙-卡哈尔使用高尔基染色法，在显微镜下仔细观察了许多不同种类哺乳动物的神经系统，并绘制了他观察到的染色神经元。他的研究为大脑中神经细胞网络的复杂组织提供了前所未有的观点，并为随后阐明不同脑区的功能以及神经元如何通过电活动和突触处神经递质的作用相互交流奠定了基础。对卡哈尔绘制的各种动物——小鼠、猫、狗、猴子和人类——不同大脑区域的神经细胞网络的检查显示，这些动物大脑的"细胞结构"非常相似。因此，人类大脑和低等动物大脑的主要区别在于，人类大脑中有更多的神经元和突触。

过去 50 年的大脑分子神经生物学研究表明，人脑神经元中的几乎所有基因也存在于最常被研究的实验动物——小鼠和大鼠——的神经元中。目前研究已经确定了许多啮齿动物和人类共有的基因，它们对间歇性禁食的反应是可以改善细胞和细胞所在器官的功能和耐久性。其中一些基因编码的蛋白质可以增加细胞中线粒体（细胞中制造能量的结构）的数量，而其他基因编码的蛋白质可以增强细胞修复受损的 DNA、抑制自由基的能力。这些基因在过度放纵和久坐不动的生活方式的个体细胞中相对处于休眠状态。我怀疑这至少部分解释了为什么这种生活方式会增加许多疾病的风险，包括那些影响大脑的疾病。

最近，对驯养动物和人类大脑的研究显示，食物匮乏是推动大脑进化的重要力量，这一点令人瞩目，也有些令人不安。人类首先选择饲养最友好的动物——狗，然后再针对特定的身体特征（例如小型或大型，黑色或红色毛发，可爱或粗犷外观）或行为特征（例如牧羊或猎狐）进行选择。然而，有趣的是，一只宠物狗的脑容量比狼的脑容量要小（图1.1），即使这只宠物狗的体型和狼一样大。这显然也适用于驯养的农场动物，它们的大脑比它们的原始野生物种要小。因此，不管我们人类选

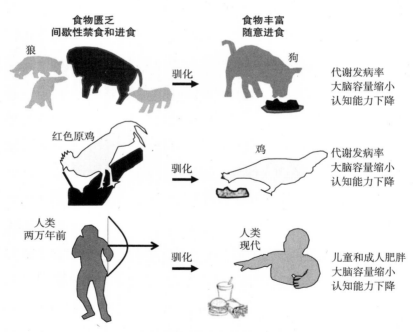

图 1.1　食物过剩被认为是大脑容量缩小的原因

择了什么特征的动物，家养动物的大脑容量都变小了，这是所有家养动物共有的环境因素的结果。我认为在驯化过程中大脑容量的减小是因为给动物提供了不间断的食物。因此，它们不会经历间歇性的食物匮乏，与野生环境中的同类相比，它们不必花费精力和体力去获取食物。显然，在相对较短的几代时间内，在食物匮乏的压力下进化的大脑区域中的一些神经元和突触不再是在人类有持续食物供应的环境中所必需的。

家养动物驯化期间大脑容量减小的现象，也可能通过"自我驯化"过程发生在人类身上。通过检测 10 000 多年前死者的头骨，将他们的颅骨体积（他们大脑所占的空间）与现代社会中的人进行比较，科学家们得出结论，即现代人类的大脑整体尺寸缩小了约 10%。随着农业的出现和省力技术的发展，大脑容量的缩小相对较快，这可能不是巧合。我怀疑，对成功狩猎和觅食至关重要的大脑神经回路的废弃导致了大脑容量的减小——这是一种"用进废退"的情景。然而，可以断定，以前日常广泛用于狩猎和觅食的大脑区域（运动皮层、颞叶、额叶）已经减小，而用于语言和抽象思维的区域已经增加。非洲有几个仍然以狩猎生活为主的部落，从他们大脑的电子计算机断层扫描（CT）或磁共振成像（MRI）扫描中获取和分析图像，并将它们与现代（非狩猎采集）社会中人的大脑图像进行比较，这是非常有意义的。

过度放纵和久坐的生活方式对大脑的潜在不良后果值得当代人和后代人认真关注。每个阅读这本书的人都知道，长期超重和久坐不动对他们的心血管系统不利，身体质量指数大于 $25kg/m^2$ 的人患心脏病、脑卒中和糖尿病的风险增加。这对于肥胖人群（身体质量指数为 $30kg/m^2$ 或以上的人）来说更是一个问题。事实上，肥胖现在被认为是一种需要强化治疗的疾病。过去十年的大量证据表明，长期暴饮暴食的人大脑功能（平均而言）不如那些适度控制食物摄入量的人。与同龄的正常体重的成年人相比，肥胖的成年人在各种认知测试中表现相对较差。肥胖人群认知功能的下降与他们海马体尺寸的减小有关。糖尿病可以加速大脑萎缩和认知障碍，肥胖或患有糖尿病或两者兼而有之的人将增加患阿尔茨海默病的风险。由于肥胖是在最近（在过去 40 年中）才开始流行，也就意味着，随着这些个体达到其生命的第六、第七和第八个十年，届时患有阿尔茨海默病的个体数量将会相应增加。不幸的是，当前阿尔茨海默病的治疗方法无法减少其对大脑的无情破坏，更不用说治愈了。继续读下去，你会了解到间歇性禁食是如何降低患老年痴呆症的风险的。

比长期过量食用食物对大脑的不利影响更令人不安的是，研究表明，肥胖的儿童和青少年相较于体重正常的同学，学习和记忆能力较差。在美国，儿童肥胖率最高的州，高中和大学毕业生的比例也最低。此外，母亲和父母的肥胖通过"表观遗传"分子变化使后代的认知结果更差——不是基因 DNA 序列的变化，而是 DNA 上分子"标签"的数量和位置的变化，这些标签可以改变基因开启或关闭的程度，从而增加或减少基因编码的特定蛋白质的产生。第七章讨论了对于肥胖或糖尿病母亲而言，表观遗传学在其所生孩子患孤独症风险增加中的作用。

但是我们的进化史为我们和未来几代人提供了一些乐观的理由。很明显，许多大脑结构和神经细胞网络的进化使食物获取成功，并可用于解决其他问题。例如，每天从事具有智力挑战性的工作会"锻炼"海马体和前额皮层中的神经元回路，从而保持或增加这些回路中神经元之间的突触数量。一个人的大脑在智力和社交方面的积极参与也可能促进海马体干细胞产生新的神经细胞，这一过程被称为"神经发生"。有证据表明，每天都从事需要智力挑战职业的人不太可能在高龄后患上痴呆症。

大脑在食物匮乏（禁食）状态下会功能良好，甚至处于最佳状态。食物过量会对大脑产生负面影响，因为增强大脑功能的信号通路在一个人消耗食物时发挥的作用很小，超重和久坐不动甚至会抵消运动对大脑功能的有益影响。研究表明，体育运动和间歇性禁食通过刺激新突触的形成和促进神经发生，能更好地加强智力挑战性任务带来的有益效果。因此，尽管目前肥胖、糖尿病和认知障碍的过度增长对人类大脑未来的进化不是好兆头，但逆转这一趋势仍有很大的空间。

所以，当你继续读下去的时候，请记住一群狼围着一头水牛或我们的祖先制造长矛的画面，因为这些画面捕捉到了在食物匮乏的环境中，人类的身体和大脑如何通过自然选择的过程被"塑造"的本质。

以食物为中心的人类文化起源

你在自己职业内外的创造力，其进化起源于祖先获取和加工食物的斗争。原始人类（类人猿以及已灭绝和现存的人类物种）大脑容量的增加与社会群体规模和复杂性的增加相一致。在觅食或狩猎的环境中，黑猩猩和早期原始人进化出了复杂的社会行为，提高了它们生存和繁殖的成功率。灵长类动物"社会大脑"的选择部分是由食物获取方面的合作和与食物获取相关技能的跨代转移驱动的（例如，黑猩猩使用树枝从蚁穴钓取白蚁，早期原始人制造片状石头）。迈克尔·普拉特的研究表明，人类大脑的扩展与获得高热量饮食的行为（群体狩猎、发明武器和用火烹饪肉类）相吻合。

创造力一词通常用来指个人在特定领域（音乐、艺术、写作、建筑、科学等）发展新的进步的能力。创造力不仅包括对图像和声音模式的心理操纵，以揭示新的可能性，然后通过反复试验进行测试，还包括概率方法的使用。例如，很可能在人类进化的某个时期，一个有创造力的个体想象在一根直棍的末端粘上一块小而尖的切割石，会提高长矛杀死大型动物的效率。另一个食物获取驱动的例子是在有轮子的车被发明以及牛和马被驯化的时代，为了减轻农民收割庄稼的体力负担，发明了用牛或马拉车的方法。

食物在我们社会的组织、功能和信仰体系中非常重要。在驯化动物以及农耕出现之前，人类以相对较小的群体存在，其中所有成员的日常活动都集中在狩猎或寻找可食用的植物上。这些活动是每个人的职业。随着农业的发展，不再需要每个人都从事农业。因此，更多的人有时间投入与食物没有直接关系的新事业中，新的职业就出现了，如工程、建筑、制衣、行医、教学、研究等。因此，为应对食物短缺而进化出来的人类创造力机制，足以在与食物获取和加工无关的领域实现创新性思维。

灵长类动物通过模仿它们的父母或其他熟练的成年灵长类动物来学习特定的觅食和狩猎策略以及制造工具，而人类进化了语言。书面语和口语对大多数人类职业来说是必不可少的，因为它们为知识的编纂和传播提供了有效的手段。制造工具和狩猎技能的交流可能是推动语言进化的因素之一。能够有效地向孩子传达食物来源的准确位置、获取食物的方法、危险以及他们所处环境的其他显著特征的个人将增加孩子生存和繁衍的可能性。口头语言和书写极大地促进了信息的代际传递。

禁食促进（大脑）健康的历史回顾

纵观历史，人们已经注意到健康可以通过减少食物摄入量来改善。早期的医疗从业者敏锐地意识到这样一个事实，即过量的热量摄入是许多疾病的前兆。

> 晚餐四分之一是维持生命，四分之三是维持医生的收入。
> ——埃及金字塔铭文，公元前 3800 年

> 禁食是最好的医生。
> ——菲利普斯·帕拉塞尔苏斯，西医三大创始人之一，约 1525 年

> 对普通病人来说，一点点饥饿确实比最好的药物和最好的医生能起更大的作用。
> ——马克·吐温，约 1890 年

爱德华·杜威于 1864 年毕业于密歇根大学医学院，在美国军队担任外科医生后，他在宾夕法尼亚州米德维尔开始了私人执业（图 1.2）。

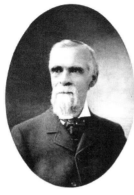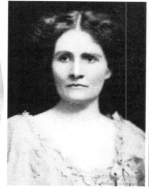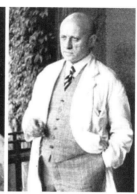

爱德华·杜威　　　　琳达·哈扎德　　　奥托·布辛格

图 1.2　禁食的支持者

注：爱德华·杜威支持每天短时间禁食，现在被称为"每日限时进食"；琳达·哈扎德和奥托·布辛格建立了长期禁食的诊所。但琳达·哈扎德没有像奥托·布辛格那样仔细监测他的病人的健康情况。

杜威在 1900 年出版了《不吃早餐计划和禁食疗法》一书，他在书中提出，健康的膳食模式是不吃早餐，每天只吃两餐。据我所知，杜威是第一个提倡每天禁食 16 ~ 18 个小时的人。碰巧的是，一个多世纪之后的实验室动物和人类受试者进行的随机对照试验，揭示了这种每日限时饮食的益处。根据对动物和人类受试者的对照研究，杜威从他对病人的仔细观察及其对健康生活方式和医学实践的影响中得出的许多结论都被证明是正确的。下面我引用杜威书中的两段相关文字。

从必要性来看，现在美国人的早餐被认为是一天中最重要的一餐，因为它是在劳动前召唤力量的手段，并且坚信一夜的睡眠比一天的劳动更让人疲惫。

对我来说，不吃早餐是十分重要的事情。我有了早晨的咖啡，就会精力充沛、头脑清醒，就会有一个感觉敏锐的早晨。

作为一种方法，由于无法向患者明确说明上午禁食导致的整体和局部改善的原因，因此我选择通过因这个方法得到身体缓解的患者传播。患有各种疾病的患者愿意尝试一些新方法，因为他们对一些医生或专利药物的治疗效果感到失望，它像传染病一样在医疗行业的失败者中传播开来。

我自己的间歇性禁食膳食模式是参照杜威的。我不吃早餐，每天在 6 个小时的时间内吃完所有的食物。我对这种限时饮食的体验和杜威的差不多，包括注意力和工作效率的提高，尤其是在早上。

然而，杜威的追随者琳达·哈扎德在禁食方面有个坏名声。哈扎德并不鼓励每天有时间限制的膳食模式，而是支持几周甚至几个月的长时间禁食。尽管她没有医学学位，但她被允许在华盛顿州行医，因为她是"另类医学的从业者"。19 世纪末，她在西雅图附近开了家疗养院，让患有各种疾病的病人进行长时间禁食。她显然没有资格以这种方式对待患者，这种方式导致至少有 40 名患者在她的护理下死去，这些患者很可能死于营养不良或慢性脱水。这个结果被居住在这个地区的人们所熟知，他们称她的疗养院为"饥饿高地"。1908 年，哈扎德出版了《禁食治疗疾病》一书，并声称书中所有的信息和证据都有坚实的科学依据，但事实并非如此。1912 年，哈扎德被判过失杀人罪，在瓦拉瓦拉的华盛顿州立监狱服刑两年。然后她搬到了新西兰，在那里她再次用禁食来治疗患者，直到人们发现她并没有医学学位。她回到华盛顿州，在那里开办了一所"健康学校"。她在一次漫长的禁食中去世，享年 71 岁。

厄普顿·辛克莱是美国著名的虚构和非虚构文学作家，1943 年获得普利策小说奖。他最著名的著作是《屠宰场》（1904），记录了肉类加工业可怕、不安全的工作条件，以及揭露和批评"黄色新闻"的《黄铜检查》（1919）。"黄色报刊"利用夸张、耸人听闻和阴谋论来吸引和激怒读者。

但是辛克莱写的一本不太为人知的书是 1911 年出版的《禁食疗法》。它讲述了他自己几周的禁食经历，以及他与 200 多名其他人的通信。这些人禁食是为了治疗各种疾病，包括肥胖症、肠道疾病、风湿病、哮喘、肝脏和肾脏疾病。在 20 世纪初，长时间的禁食是重要研究点，然而，我认为短时间的频繁禁食对健康更有益。尽管如此，辛克莱的一些结论在今天仍然适用。例如，在《禁食疗法》中，他写道，"读者会在书中发现 277 例禁食结果的列表。据报道，只有大约 6 次明确的和无法解释的失败案例。医学家和科学家不可能继续对这些如此重要的事实视而不见。"

不幸的是，对间歇性禁食益处的忽视确实持续了很长时间。直到 20 世纪 90 年代，我和我的同事才开始对大鼠和小鼠进行间歇性禁食的研究，许多科学家才意识到禁食对健康和疾病过程的潜在深远影响。在人类间歇性禁食受试者试验结果的发表以及这些试验在媒体和社交网络上受到的关注的推动下，医务人员才逐渐认识到这一点。

事实上，正如我在后面详述的那样，科学研究已经证实了间歇性禁食对注意力和认知能力的积极影响。

100 多年前，辛克莱、哈扎德和杜威写他们的书时，还没有动物或人类禁食对照研究的实际数据。他们和其他禁食爱好者提供的所有建议都是基于个人经验和推测。正如他们的书名所强调的，这些作者是禁食极端分子。他们经常根据很少的证据或完全没有科学证据，根据自己的轶事经验和事后推测，得出不合理的结论。然而，他们的一些观点至少在某种程度上被证明是正确的。例如，杜威将许多疾病归因于过度饮食，他鼓励每天禁食 16 ~ 18 个小时。

奥托·布辛格是一位德国医生，他在 20 世纪早期因禁食治疗疾病的研究而闻名于西欧。虽然他记录了他的许多研究案例，但并没有发表它们，也没有进行任何随机对照试验。他建立了几个疗养院，其中一个在德国巴特皮尔蒙特，另一个在德国乌柏林根，患有各种疾病的人每年都会去一次，体验 10～14 天的长时间禁食。这些禁食场地广受尊重，并有出色的安全记录。乌柏林根禁食中心主任弗朗索瓦·威廉密·德·托莱多最近发表的研究结果显示，在为期 10 天的禁食期间，人们的血糖、胰岛素、糖化血红蛋白、总胆固醇和甘油三酯水平下降。然而，当人们恢复正常的日常饮食习惯时，禁食期间的这些有益变化可能不会持续。本书剩余部分描述的新兴证据显示了更短和更频繁的禁食期（例如，每天 18 个小时的禁食期）能够以可持续的方式改善健康。

THE INTERMITTENT
FASTING

第二章

间歇性禁食延缓衰老

一个通过极其复杂的形态发生过程形成的复杂有机体，竟然不能完成简单得多的任务，仅仅是维持已经存在的东西，这实在令人惊讶。

——弗朗索瓦·雅各布

所有的动物都会衰老和死亡。随着年龄的增长，细胞与器官的功能逐渐退化，这种退化在年长后会迅速加速。从物种生存的角度来看，让年老的个体无限期存活下去是有害的。老年人会消耗一部分可供儿童和育龄成人食用的有限食物。衰老过程中脑细胞发生的几个主要变化已被记录下来，如图 2.1 所示。这些变化的中心是线粒体（细胞进行有氧呼吸的主要场所）的功能障碍和随之而来的细胞三磷酸腺苷（ATP）能量不足。自由基对分子的损伤增加和细胞修复损伤或清除受损分子的能力受损，加剧了与年龄相关的线粒体的功能下降，细胞适应压力的能力在衰老过程中受损。神经元网络适当调节其电活动的能力受损、细胞衰老、炎症和干细胞耗竭是大脑中细胞老化的后果。本章描述了间歇性禁食如何帮助细胞阻止衰老过程。

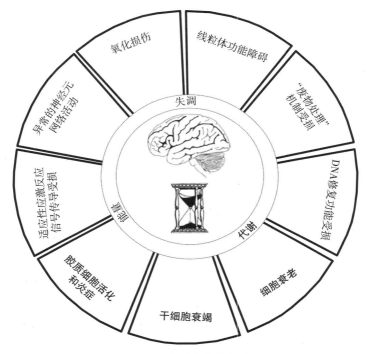

图 2.1　大脑老化的标志

注：作者的研究证明间歇性禁食可以延缓衰老。作者对该插图的修改版本发表在：M. P. Mattson and T. V. Arumugam, "Hallmarks of Brain Aging: Adaptive and Pathological Modification by Metabolic States," *Cell Metabolism* 27（2019）：1176—1199.

间歇性禁食这个术语可以追溯到 1946 年发表在《营养学杂志》上的一篇文章，作者是芝加哥大学的安东·卡尔森和弗雷德里克·赫尔泽尔。他们提供了间歇性禁食可以延长大鼠平均寿命的证据，但这项研究是有问题的，因为卡尔森和赫尔泽尔没有对他们的数据进行统计分析。间歇性禁食对健康和长寿有重大影响的第一个明确证据，来自20世纪80年代初巴尔的摩国家老龄研究所的查尔斯·古德瑞克、唐·英格拉姆和南希·西德尔的一项研究。他们发现，与随意喂食的大鼠（随时有食物供应）相比，保持每隔一天禁食的大鼠寿命延长了80%以上。8年后，他们发表了另一项研究的结果，表明间歇性禁食也能延长小鼠的寿命。20世纪90年代初，我开始意识到美国国立衰老研究所的有关研究，以及威斯康星大学的里克·威德里奇和其他人的研究报告，报告表明每天限制热量摄入也可以延长大鼠和小鼠的寿命。很明显，与那些一天24个小时都有食物的动物相比，每天分配的食物量少于正常摄入量的动物活得更长。寿命延长的程度大致与动物限食的时间成正比。也就是说，当动物年轻时开始每天或每隔一天的食物剥夺时，其寿命延长更多，中年时开始效果次之，老年时开始效果甚微或可以忽略不计。

在过去的30年里，美国国立衰老研究所和威斯康星大学的研究人员一直在研究每天限制热量摄入对猴子衰老的影响。他们发现，给猴子提供比正常情况下更少的食物，可以延缓它们的衰老过程。热量限制可以延长猴子的寿命，与不受限制的猴子相比，这种延长与体重减轻有关。在这些研究中，热量限制在对抗由高糖饮食引起的衰老加速方面特别有效。

　　关于热量限制如何影响人类生理和疾病风险，路易吉·丰塔纳的研究位于前沿。他的一些研究涉及每日热量限制的随机对照试验，他还研究了一群多年来有意保持每日热量摄入非常低并食用各种健康食品的人，他称这群人为"最佳营养热量限制"的密友。他们的身体质量指数在 $17 \sim 19 kg/m^2$ 之间。虽然血液中的酮体直到最近才在这样的研究中被测量出来，但是限制热量摄入的人显然是在利用脂肪作为能量，因为他们的腹部脂肪水平降低了。丰塔纳的研究表明，每日热量限制改善了提示心血管疾病风险的多项指标，包括降低低密度脂蛋白（LDL）胆固醇水平，增加高密度脂蛋白（HDL）胆固醇水平，并调节血糖。

　　间歇性禁食的"抗衰老"效果提出了一个明显的问题：它是如何起作用的？在过去的 20 年中，答案已经浮出水面，即间歇性禁食会导致抵抗衰老的细胞发生复杂但有益的变化。同样清楚的是，反过来也是正确的——过量的能量摄入（即过度消耗食物，尤其是高糖和高脂肪的食物）会使间歇性禁食激活的相同细胞过程失效并加速衰老过程。

改善葡萄糖和脂肪代谢

　　内科医生使用"代谢综合征"来描述一种越来越常见的不健康的临床特征。患有代谢综合征的人腹部脂肪过多、胰岛素抵抗、胆固醇和甘油三酯水平升高、血压升高。

当一个人吃饭时，他的血糖水平升高，胰腺中产生胰岛素的细胞感应到血糖水平升高，并将胰岛素释放到血液中。在健康人中，胰岛素刺激肝脏、肌肉和其他器官中的细胞快速吸收葡萄糖，血糖水平返回到正常的水平，然后胰岛素水平也降低。然而，在有胰岛素抵抗细胞的人身上，肝脏、肌肉和其他器官变得对胰岛素无反应，因此即使患者最近没有进食，血糖和胰岛素水平也保持升高。你的医生可以通过测量通宵禁食后抽取的血液中的葡萄糖和胰岛素水平来确定你是否有胰岛素抵抗，然后将胰岛素浓度和葡萄糖浓度相乘以确定胰岛素抵抗的稳态模型评估（HOMA-IR）。如果 HOMA-IR 指数高于 1.9，就代表有胰岛素抵抗。

代谢综合征的主要原因是过度劳累和久坐不动。换句话说，代谢综合征发生在日常热量摄入超过热量消耗的人群中，他们很少或从不禁食足够长的时间来触发从葡萄糖到酮体的代谢转换。好消息是，通过采用包括间歇性禁食和运动在内的生活方式，代谢综合征可以被完全逆转。对动物和人类的研究表明，间歇性禁食本身就可以逆转代谢综合征。2003 年，美国国立衰老研究所的迈克·安森和郭志宏对小鼠进行了研究，发现间歇性禁食可以改善葡萄糖调节。他们发现，当小鼠保持每隔一天禁食并坚持几个月时，它们的血糖和胰岛素水平与随时都有食物供应的小鼠相比大大降低。在那项研究中，参与间歇性禁食的小鼠体重没有下降，因为在随意喂食的日子里，它们消耗的食物几乎是平时的两倍。这是第一个即使热量摄入没有全面减少，间歇性禁食也能带来健康益处的证据。

随着年龄的增长，出现胰岛素抵抗和代谢综合征的风险会增加。此外，实验表明，给大鼠或小鼠喂食导致胰岛素抵抗的食物会加速衰老，如高糖和高饱和脂肪酸的食物。具有胰岛素抵抗的动物表现出衰老的迹象，包括运动和认知障碍、组织炎症和细胞内自由基损伤分子的积累。在喂食导致胰岛素抵抗的动物中，与年龄相关的疾病会较早的发生，如癌症和肾衰竭。胰岛素抵抗和血糖水平升高的一个后果是糖分子在一个称为"糖化"的过程中与许多蛋白质结合。事实上，医生诊断和监测前驱糖尿病和糖尿病患者的一种常用方法是测量糖化血红蛋白的水平，这种测试通常被称为"血红蛋白A1c"或简称为"A1c"。血液中葡萄糖含量越高，与血红蛋白结合的葡萄糖含量就越高。糖化血红蛋白A1c水平反映的是近三个月血糖的平均水平。A1c水平也是衰老和与年龄相关的疾病早期发病风险的间接指标。自由基的产生会加速蛋白质的糖基化，导致糖附着在蛋白质上。反过来，糖化血红蛋白会导致氧化应激和炎症，从而形成加速衰老的恶性循环。多项研究表明，间歇性禁食可以降低人类的A1c水平。

考特尼·彼得森、埃里克·拉弗森和他们在路易斯安那州的彭宁顿生物医学研究中心的同事对患有前驱糖尿病的男性进行了间歇性禁食的对照试验。每天，间歇性禁食组的参与者在6个小时内吃完所有的食物，而对照组的参与者在12个小时内吃了三顿饭。研究人员发现，与12个小时的进食时间相比，6个小时的进食时间可以改善胰岛素敏感度和血压，并降低氧化应激。他们的发现表明，每日限时饮食可以防止高危人群患糖尿病。

关于每日限时进食对小鼠健康的影响，萨钦·潘达进行了许多重要研究。他对间歇性禁食的研究源于他对昼夜节律的兴趣，这些昼夜节律受到昼夜周期的强烈影响，但它们也与食物摄入的时间相协调。与其他昼行动物一样，人类进化为白天消耗大部分或全部食物，晚上睡觉，而夜间动物（如浣熊、大鼠和小鼠）进化为相反的行为。潘达的研究表明，当小鼠只被允许在夜间的8个小时内（它们正常的活跃期）进食时，它们不会变得肥胖。然而，当它们在白天的8个小时内（它们正常的睡眠时间）被提供食物时，它们确实会变得肥胖。这些发现与下述观点相一致，即与白天进食的人相比，夜间进食的人更有可能出现胰岛素抵抗。因此，每天早睡早起加上天黑后不吃东西的习惯将使一个人的生物钟保持在最佳状态。

我和潘达的研究中出现的一个问题是，数百项"热量限制"

研究中的大多数（如果不是全部的话）是否也是间歇性禁食的研究，认为它们可能是的原因是基于用来精确减少实验动物每日热量摄入的方法。首先，测量每只动物的每日平均食物摄入量。然后这些动物被分成两组。控制组继续被随意喂食，而另一组被提供的食物比他们平时吃得少——通常少 30%~40%。因为热量限制组的大鼠得到的食物比平时少得多，它们在得到食物后的 4~6 个小时内吃完了所有的食物颗粒。因此，它们每天禁食 18~20 个小时，它们的酮体水平会升高。

2019 年，莎拉·米切尔和拉斐尔·代·卡博的报告说，每日禁食可以延长小鼠的寿命，而与卡路里摄入和饮食组成无关。然而，与没有热量限制的间歇性禁食相比，热量限制与间歇性禁食相结合会使健康指标得到更大改善。即使热量摄入没有减少，间歇性禁食也是有效的。间歇性禁食和热量限制的结合在降低小鼠的血糖和胰岛素水平方面非常有效。需要进行进一步的研究以便更好地了解，与间歇性禁食引起的代谢转换和酮体水平升高相比，单独减少卡路里对延长寿命的贡献是什么。

对抗自由基

关于衰老的第一个理论是由邓哈姆·哈曼在 1956 年提出的，即细胞线粒体中不断产生的自由基会导致 DNA 和其他分子的逐渐损伤，这种氧化"磨损"是衰老的原因。70多年后，自由基理论被证明在促进对衰老分子基础的理解方面是有价值的。然而，自由基只是衰老这个非常复杂难题的一小部分。遍布全身的细胞不断经历自由基对分子的破坏，在衰老过程中，被破坏的分子数量增加。细胞中产生的三种主要自由基是超氧阴离子自由基（$O_2^{-\cdot}$）、羟自由基（$OH\cdot$）以及过氧亚硝基阴离子自由基（$ONOO^-$）。这些分子中的每一个氧原子都有一个不成对电子，用上标点（˙）放在分子式的最后。因为这些氧分子有一个不成对的电子，它们试图在氧化的过程中从其他分子中"偷走"一个电子。这与空气中的氧气导致铁生锈和新切苹果迅速变褐的过程是一样的。细胞中的一些分子特别容易受到自由基的攻击，包括DNA中的核酸鸟嘌呤，蛋白质中的氨基酸半胱氨酸和赖氨酸，以及细胞膜脂肪中的碳碳双键（$C=C$）。

　　你可能会惊讶地发现，尽管过量的自由基会损害细胞，但较低水平的自由基实际上对细胞及其所在器官的功能至关重要。地球上生命的进化发生在含氧量高的大气中，这是一个富含自由基的环境。细胞不仅进化出中和自由基（如抗氧化酶）和谷胱甘肽等分子的方法，而且还将一些自由基用作应激条件的传感器和信号，启动细胞对氧化应激的适应性反应。例如，神经科学家埃里克·克兰研究了过度表达一种叫作"超氧化物歧化酶"的抗氧化酶的小鼠。令人惊讶的是，他发现这些小鼠的学习和记忆受损，海马体的突触功能紊乱。当神经元处于电活跃状态时，超氧化物水平增加，超氧化物帮助神经元进行适应性反应。

也许自由基在身体中发挥重要功能的最有趣的例子是一氧化氮，它是一种自由基和气体。根据诺贝尔委员会发布的新闻稿，1998 年，诺贝尔生理学或医学奖授予了三位美国科学家——罗伯特·弗奇戈特、弗里德·穆拉德和路易斯·伊格纳罗，以表彰他们"关于一氧化氮可作为心血管系统信号分子"的发现。硝酸甘油缓解冠状动脉疾病患者胸痛的原因是，它使动脉周围的平滑肌松弛，从而增加动脉的直径，以此来增加流向心脏的血流量。这证明了硝酸甘油释放的一氧化氮导致了血管舒张。值得注意的是，一氧化氮也在血管内皮细胞中产生，当这些细胞产生一氧化氮的能力受到抑制时，血管就会收缩，血压就会飙升。我们发现间歇性禁食可以降低大鼠和小鼠的血压，科罗拉多大学博尔德分校的道格·西尔斯提供了一氧化氮参与降低血压的证据。

在约翰斯·霍普金斯大学工作的所罗门·斯奈德，在过去的 50 年里获得了许多重要的发现，包括确定了与阿片类药物结合的神经元表面的受体。斯奈德还确定了几种气体在大脑中的功能，他称之为"气体传输器"，它们包括一氧化氮、一氧化碳和硫化氢。20 世纪 80 年代末和 90 年代初，当时正在斯奈德实验室接受培训的大卫·布莱特展示了一氧化氮是如何在神经元中产生的。神经递质谷氨酸盐对突触处神经元的刺激，导致钙通过细胞膜中的通道流入。一旦进入神经元，钙就会激活一种叫作一氧化氮合酶的酶，产生一氧化氮。

斯奈德的实验室还发现，一氧化碳和硫化氢气体是由脑细胞产生的，在神经元之间的交流中起着重要作用。令人惊讶的是，我们的脑细胞正常情况下会产生一氧化碳，而吸入空气中的高含量一氧化碳会导致窒息和死亡。几个实验室正在进行的研究旨在确定一氧化碳和硫化氢是否介导间歇性禁食对健康的影响。在美国国立衰老研究所，我们发现间歇性禁食会增加一种叫作"血红素加氧酶-1"的蛋白质的产生，这种蛋白质原来是产生一氧化碳的酶。哈佛大学杰伊·米切尔的研究有力地表明，细胞在对热量限制的反应中产生硫化氢，他也有证据表明，在动物模型中，这种气体介导了间歇性禁食对肝损伤的保护作用。

维生素 E 和维生素 C 在多种与年龄相关疾病（包括癌症、心脏病和阿尔茨海默病）患者中的临床试验的失败，证明了自由基在正常细胞功能中的重要性。事实上，用这种抗氧化剂淹没细胞甚至被证明对健康的人有不利影响。例如，维生素 E 可以通过增加肌肉细胞的力量和耐力来阻止肌肉细胞对运动训练做出反应的能力，因为肌肉活动时产生的自由基是肌肉细胞变化的关键信号。

作为对大脑老化研究的一部分，我的实验室致力于了解自由基是否以及如何导致阿尔茨海默病中神经元的功能障碍和退化。

我与肯塔基大学的化学家艾伦·巴特菲尔德和神经学家比尔·马克贝里（图 2.2）合作，发现 β 淀粉样蛋白（Aβ）导致神经元产生自由基，这种方式使神经元容易在阿尔茨海默病中变性。通过引起氧化应激，Aβ 损害了神经元膜及其突触中几种重要蛋白质的功能，这损害了神经元控制其兴奋的能力和产生足够 ATP 以正常发挥功能的能力。我发现高浓度的 Aβ 可以杀死神经元，而低浓度的 Aβ 虽然不能杀死神经元，却大大

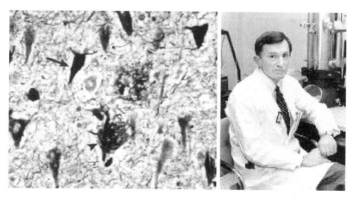

图 2.2 比尔·马克贝里和一位阿尔茨海默病患者的大脑切片

注：马克贝里是作者在肯塔基大学桑德 - 布朗老龄研究中心的导师和合作者。

增加了它们被一种叫作"兴奋性毒性"的过程杀死的可能性。兴奋性毒性包括神经递质谷氨酸盐对神经元的过度兴奋。有关谷氨酸盐和兴奋性毒性的更多信息，请参见第三章中关于阿尔茨海默病的部分和第四章中关于大脑的部分。

超氧化物歧化酶 2，或 SOD2，是一种位于线粒体中的抗氧化酶。它在保护细胞方面特别重要，因为它能快速清除氧化磷酸化过程中产生的超氧化物自由基，氧化磷酸化是利用氧气和葡萄糖产生 ATP 的过程。SOD2 是细胞中最重要的抗氧化酶，因此有望在抗衰老中发挥关键作用。间歇性禁食和跑步都可以增强小鼠大脑中神经元的 SOD2 活性。通过增强线粒体快速清除自由基的能力，SOD2 可以在阿尔茨海默病、癫痫发作和亨廷顿病的小鼠模型中保护神经元免受功能障碍和变性的影响。但是间歇性禁食的作用远不止于此，它可以抵消衰老带来的不利影响。

研究表明，自由基确实在衰老中发挥作用，但因为它们在少量情况下对正常细胞功能和健康也很重要，所以摄入大量抗氧化剂如维生素 E、维生素 A 和维生素 C 并没有好处，这些抗氧化剂可以直接抑制自由基。事实上，对运动期间和运动后肌肉细胞反应的研究表明，自由基产生的增加是一种信号，可以触发细胞中多种有益的适应性反应。这些适应包括打开减少氧化应激并刺激线粒体生物发生的基因，这是一个增加肌肉细胞中健康线粒体数量的过程。通过这些方式，间歇性禁食和运动可以增强细胞应对氧化应激的能力，并因为经历了应激而变得更强。

有趣的是，蔬菜、水果和香料中对健康有益的大部分甚至全部化学物质与运动和间歇性禁食对细胞产生的有益影响类似。植物中的这种"植物化学物质"的产生是为了防止昆虫、食草动物和杂食动物食用。因为植物可以成为动物各种营养物质的良好来源，所以食草动物和杂食动物的细胞进化出了能够应对这种有毒化学物质的能力。我在第四章和第六章详细阐述了这个事实，以及其对优化饮食的影响。

细胞修复和垃圾处理

当你读到这句话的时候，自由基正在攻击并损害你的身体中细胞的DNA。但别担心，你的细胞进化出了高效修复损伤的方式。DNA是一条螺旋的双链，只有四种不同的核酸碱基：腺嘌呤、胸腺嘧啶、鸟嘌呤和胞嘧啶（A、T、G、C）。一条链上的G只与另一条链上的C结合，而A只与T结合。编码蛋白质的DNA序列称为"基因"，三个相邻的碱基决定一个氨基酸。核酸碱基可以并且经常被氧自由基攻击。如果受损的碱基没有被移除并用新的取代，可能会发生突变，最终可能导致癌症或改变基因表达，甚至可能导致神经元死亡。几种 DNA 修复酶协同工作，快速识别、去除和替换 DNA 中受损的碱基。

细胞修复被自由基损坏的 DNA 的能力下降，似乎是衰老的一个特别重要的因素。几种显著而罕见的早衰综合征是由 DNA 修复蛋白的突变引起的。威廉·玻尔的研究极大地促进了对细胞有效修复 DNA 的能力缺陷如何导致两种早衰疾病的理解——科凯恩综合征和沃纳综合征。即使是患有科凯恩综合征的孩子也表现出衰老的迹象，他们头发变白、皮肤起皱、听力和视力下降，他们通常在 20 岁生日前死去。沃纳综合征患者的衰老迹象通常是在二三十岁时出现，大多数人在 50 岁前死亡。在我和比尔·马克贝里的帮助下，玻尔和他的同事们发现，在患有阿尔茨海默病和轻度认知障碍患者的脑细胞中也存在 DNA 修复。我们还发现，通过基因工程在小鼠大脑中积累淀粉样斑和神经原纤维缠结的神经元中的 DNA 修复受损，这两种情况都存在于阿尔茨海默病患者中。此外，哈佛大学的布鲁斯·扬克纳已经证明，在衰老过程中，神经元中的 DNA 损伤会增加，并且通常发生在编码对神经元网络功能的正常调节至关重要的蛋白质的基因中。因此，有理由认为增强神经元修复受损 DNA 的能力，可能有助于预防阿尔茨海默病。

根据诺贝尔委员会的新闻稿，2015 年诺贝尔化学奖授予了三位科学家——托马斯·林达尔、保罗·莫德里奇和阿齐兹·桑贾尔，以表彰他们"在分子水平上绘制了细胞如何修复受损 DNA 并保护遗传信息的图谱"。然而，没有人问过如何提高细胞修复 DNA 的能力。博士后杨振林与我和玻尔合作，确定了 DNA 修复增强是否可以作为对良好应激源的适应性反应，包括运动和间歇性禁食。当培养的大脑神经元被神经递质谷氨酸盐刺激时，它们修复受损 DNA 的能力得到提高。有趣的是，在神经元受到谷氨酸盐刺激后不久，DNA 损伤暂时增加，但随后迅速修复。当你阅读这些词语并思考它们的意思时，这个过程对你大脑中发生的事情意味着什么？因为当你阅读和思考时，你的视觉皮层、海马体和涉及语言理解的大脑区域中的神经元（通过谷氨酸盐）的激活增加，这些神经元受到自由基和 DNA 损伤适度增加。然而，作为对这种轻微压力的回应，神经元增强了修复 DNA 损伤的能力，实际上因为"锻炼过"而变得更好。

进一步的实验表明，一种名为"脑源性神经营养因子"（BDNF）的蛋白质可以刺激神经元的 DNA 修复。BDNF 是一种蛋白质，以其刺激神经元之间突触形成的能力而闻名，它在学习、记忆和情绪中发挥着重要作用。此外，在小鼠模型中，跑轮运动可以增加大脑神经元产生 BDNF，也可以增强海马体和大脑皮层细胞中的 DNA 修复。因为间歇性禁食也刺激这些神经元中 BDNF 的产生，所以预计间歇性禁食可以增强神经元修复受损 DNA 的能力。有了锻炼你的神经元、运动你的身体、间歇性禁食这三个动作，你的细胞就会提高保护自己 DNA 的能力。增强的 DNA 修复是间歇性禁食的一个重要的抗衰老机制。

与一年前相比，你在身体上是一个完全不同的人，甚至与一周前也大不相同！随着时间的推移，构成细胞结构和执行细胞功能的蛋白质通常会受损，然后被清除并被一种原始的蛋白质取代。不同的蛋白质有不同的寿命，从几小时到几周不等。我对这个事实特别感兴趣，因为它对学习和记忆有重要影响。即使最初存储这些记忆的神经元中的蛋白质已经被新的蛋白质取代，我们仍能够在几十年后记住特定的事件。虽然我们还远远不知道记忆的确切分子性质，但我们知道所有细胞，包括神经细胞，都有识别并摧毁或回收受损分子的能力。受损的分子随后被新制造的原始分子取代。我们现在了解了受损分子进入细胞垃圾处理和回收中心的主要途径。我们也知道，在衰老过程中，这些垃圾处理和回收中心经常变得超负荷，导致细胞功能失调，但间歇性禁食可以改善这个问题。

根据诺贝尔委员会的新闻稿，2016 年诺贝尔生理学或医学奖授予了日本科学家大隅良典，因为他发现和阐明了细胞自噬的机制，自噬是降解和回收细胞成分的基本过程。细胞进化出识别和有效清除受损蛋白质、细胞膜，甚至整个线粒体的能力。

大隅良典回答的问题是"细胞究竟是如何清除受损分子的？"答案是通过一种优雅的分子垃圾处理和回收过程，称为"自噬"——自我（自动）进食（噬）。对功能失调和受损的线粒体的处理被称为"线粒体自噬"。受损的分子和线粒体被运送到一种被称为"溶酶体"的膜结合型细胞器中。溶酶体内部充满了酸和特殊的消化酶，与胃内的情况非常相似。在你的胃和溶酶体中，蛋白质被分解成氨基酸，细胞膜被分离成各自的脂质成分，如胆固醇和脂肪酸。就肠道而言，氨基酸和脂质进入血液并分布到全身的细胞中。在溶酶体的情况下，它们可以释放氨基酸和脂质，然后用于产生新的蛋白质和膜——这是一个循环过程。

　　增加模式生物寿命的药理学或遗传学处理能够刺激细胞的自噬，而抑制自噬会损害热量限制的长寿效应。

——戴维·鲁宾斯坦、吉列尔莫·马里诺和圭多·克勒默

　　由美国国立卫生研究院管理的 PubMed 网站提供了世界上最大的医学和生物医学研究领域的期刊文章集合。输入搜索词自噬和热量限制或间歇性禁食，能检索到近 700 篇文章。事实证明，禁食是刺激自噬的最有力的自然手段。这已经在许多动物身上得到证实，包括蠕虫、果蝇、小鼠和人类。意大利比萨

大学的埃托雷·贝加米尼实验室最早证明了自噬在间歇性禁食的抗衰老作用中的重要性。贝加米尼和他的同事提供了证据，证明了自噬的热量限制对大鼠肝脏的有益作用至关重要。在间歇性禁食的禁食期间，许多不同组织（包括肝脏、肌肉和大脑）的细胞中的自噬和有丝分裂受到刺激。同时，为了在间歇性禁食期间保存资源，任何新合成的蛋白质和膜主要使用从溶酶体中回收的氨基酸和脂质。因此，在禁食期间，细胞从使用葡萄糖转换到使用酮体（来自脂肪细胞）作为主要能量来源，同时它们转换到分子循环抗应激模式。

在某些器官中，如皮肤和肠壁，老细胞被定期清除并被新细胞取代。因为功能不良的旧细胞可以被去除并被新细胞（由干细胞产生）取代，所以自噬和有丝分裂吞噬对于维持这些器官的最佳功能并不重要。然而，中枢神经系统（大脑和脊髓）非常不同，因为该系统组织中的神经元必须存活，并在一生中继续正常运行。因此，溶酶体的功能以及自噬和有丝分裂吞噬的分子机制对神经元是绝对重要的。最近的研究表明，受损的自噬和线粒体自噬与阿尔茨海默病和帕金森病中神经元的死亡有着根本的关系。通过研究阿尔茨海默病患者（和年龄匹配的神经生物学正常对照组）和动物模型的死后脑组织，神经学家拉尔夫·尼克松发现了证据，表明溶酶体的功能障碍发生在疾病过程的早期，并可能导致大脑中淀粉样斑和神经原纤维缠结的异常积累。间歇性禁食可以刺激神经元的自噬，从而预防阿尔茨海默病。

受损的自噬在许多不同的衰老疾病的研究中至关重要，这促使制药公司加大发现刺激自噬的化学物质的研究。一种叫作"雷帕霉素"的化学物质最初是从复活节岛的细菌样本中分离出来的，后来被开发成一种对器官移植免疫抑制的药物。三项独立的研究表明，施用低剂量的雷帕霉素足以刺激自体免疫而没有副作用，显著延长了小鼠的寿命。这是第一个明确的证据，证明用一种化学物质来延缓衰老是可能的。虽然我怀疑这种任何药物或膳食补充剂都可以完全模拟间歇性禁食的抗衰老效果而没有明显的副作用这一说法，但这种研究将继续下去，并会对有风险或目前患有各种年龄相关疾病的患者进行更多临床试验。

减少炎症

免疫系统由所谓的先天性细胞和体液细胞组成，这些细胞已经进化为对入侵的病原体（细菌、病毒和寄生虫）和因物理损伤而受损的组织做出反应。巨噬细胞是先天免疫系统的主要细胞，存在于全身的组织中。当巨噬细胞四处移动"寻找"入侵的病原体或受损细胞时，它们不断地在它们所居住的组织中

"巡逻"。当巨噬细胞遇到病原体时，它会释放出破坏病原体的化学物质，然后通过一种称为"吞噬"的过程"吃掉"病原体。巨噬细胞还向其他巨噬细胞发送信号，提醒它们有病原体或受损细胞需要清除。这些信号包括许多称为"细胞因子类"的蛋白质，其中肿瘤坏死因子（TNF）和几种"白细胞介素"是研究最深入的。与驻留在器官特定区域的巨噬细胞相反，体液免疫细胞在血液中循环，包括白细胞或淋巴细胞。与先天免疫系统的细胞不同，体液免疫系统的细胞有能力"记住"先前的感染因子，并在随后的感染事件中迅速产生针对该病原体的抗体。这就是疫苗的工作原理。

在健康的年轻人中，在没有感染或组织损伤的情况下，先天免疫系统和体液免疫系统在很大程度上都是静止的。然而，在正常衰老过程中，先天免疫系统经常变得异常和慢性激活。这种类型的炎症被称为"无菌性炎症"，因为它发生在没有感染或身体损伤的情况下。关节炎是受影响关节中巨噬细胞和淋巴细胞积聚的突出例子。局部炎症刺激关节中的感觉神经末梢，导致疼痛。但是炎症也与其他主要的衰老疾病有关，包括心血管疾病、糖尿病、阿尔茨海默病和癌症。作为心脏病基础的冠状动脉狭窄是由自由基介导的血管壁损伤引起的，巨噬细胞对此作出反应并在血管的该区域积聚。巨噬细胞积累胆固醇，这是多年积累下来的。老化的大脑也容易发炎。在阿尔茨海默病中，位于大脑中的被称为"小胶质细胞"的巨噬细胞样细胞在淀粉样斑中被激活，这种"神经炎症"被认为是导致该疾病中神经元变性的原因。癌细胞通常会引起肿瘤生长组织的炎症，并且它们通常可以逃避免疫系统的攻击。事实上，最近在癌症研究中最令人兴奋的进展之一是开发了治疗方法，使免疫系统细胞能够识别异常的癌细胞，从而杀死它们。

衰老过程中发生的组织炎症是由衰老细胞的积累造成的。衰老细胞的特征是不能分裂、体积增大、丧失正常功能和产生促炎细胞因子，包括 TNF。衰老细胞可以通过在显微镜下检查组织的薄片（切片）来识别。在正常衰老过程中，衰老细胞在许多组织中数量增加，包括皮肤、肝脏和大脑。衰老的细胞产生一种称为"p16"的蛋白质，这种蛋白质在正常细胞中不存在。达伦·贝克、简·范·杜尔森、詹姆士·柯克兰和他的同事们对小鼠进行了基因工程改造，使任何含有 p16 的细胞——也就是说，任何衰老细胞——都能被选择性杀死。通过对这些小鼠的研究，他们成功地证明了细胞衰老在心脏、肺和其他器官的正常衰老过程中所起的关键作用。此外，他们发表的研究表明，细胞衰老与代谢综合征、肝病和骨关节炎的发病机制有关。

我实验室的研究显示，阿尔茨海默病的细胞衰老发生在大脑中某类神经胶质细胞。大脑中神经元的轴突通常被称为"少突胶质细胞"的细胞包裹，这些细胞能够在神经元网络中进行快速的电化学交流。胶质细胞可以由分布在大脑中的被称为"少突胶质细胞祖细胞"（OPCs）的干细胞产生，除非被调用来修复受损的轴突，否则它们在大脑中保持休眠状态。张佩苏发现，在阿尔茨海默病中，OPCs进入淀粉样斑，而不是形成新的少突胶质细胞，它们的行为类似于炎症免疫细胞。淀粉样蛋白导致OPCs衰老，因此它们既不能分裂也不能成为新的少突胶质细胞。相反，OPCs可产生炎性细胞因子，这些因子对神经网络的功能和结构完整性有不利影响。与在阿尔茨海默病患者中观察到的类似，衰老的OPCs也在小鼠大脑中的淀粉样斑中积累，这些小鼠通过基因工程产生过量的人类淀粉样蛋白。在电子显微镜下对这些小鼠大脑的检查显示，当它们接近衰老的OPCs时，神经元退化。

有可能从患阿尔茨海默病小鼠的大脑中移除衰老的OPCs吗？使用两种已被证明可以清除老年小鼠皮肤衰老细胞的化学物质的组合——抗肿瘤药达沙替尼和一种存在于一些蔬菜和水果中的化学物质槲皮素，张佩苏发现它可以清除大脑中衰老的OPCs。更重要的是，这种治疗还可以减轻大脑中的炎症，改善患阿尔茨海默病小鼠的学习和记忆能力。阿尔茨海默病进行衰老治疗的目标是选择性地去除不需要的衰老细胞，从而减少炎症和组织中正常健康细胞的压力。

　　间歇性禁食可以减少慢性病理性炎症，而不会损害免疫系统对感染或身体创伤的反应能力。对小鼠的研究表明，间歇性禁食可以减少一系列疾病模型中的炎症以及疾病病理，包括肥胖、癌症、炎症性肠炎、脑卒中和多发性硬化。它通过减少组织损伤、抑制巨噬细胞的活化和减少炎性细胞因子的产生来实现这一目的。2019年，瓦尔特·隆戈说，间歇性禁食可以减少炎症性肠炎小鼠模型的肠道炎症，这种减少与肠道微生物群向更健康类型的细菌转移有关。这表明间歇性禁食可以通过改变肠道菌群来减少炎症。

　　一项对超重哮喘患者的研究表明，间歇性禁食可以改善他们的症状。这些患者接受严格的间歇性禁食方案，时间是两个月。在他们开始间歇性禁食之前，医生每两周都会评估患者的症状，并收集血液样本。患者的呼吸在两周内得到改善，并持续改善了两个月。在间歇性禁食期间，血液中几种促炎细胞因子的水平显著下降。这说明在患有由组织炎症引起的疾病的人中，间歇性禁食能够减少炎症和相关的临床症状。随后的研究也表明，热量限制可以减少人类其他类型的炎症。例如，在一项对200多名健康成人的研究中，路易吉·丰塔纳发现，与未限制热量的对照组相比，每日限制热量会降低TNF、瘦蛋白水平。此外，每日热量限制不会影响免疫系统对疫苗的反应，也不会增加两年内的感染发生率。

最佳健康：在抗应激和生长模式之间循环

随着对间歇性禁食的研究在 21 世纪前 20 年的推进，人们逐渐认识到，通过短期的禁食和运动以及随后的进食、休息和睡眠恢复，间歇性禁食可以优化身体健康。

2018 年，有两篇文章描述了支持这一假设的重要数据：一是我和我的几个同事的《间歇性代谢转换、神经可塑性和大脑健康》，二是史蒂芬·安东尼和他的同事的《翻转代谢开关：理解和应用禁食的健康益处》。如前所述，当食物匮乏时，细胞和有机体保存资源，增强对压力的抵抗力。在获得食物后，它们利用能量、蛋白质和脂肪生长并变得更强壮。体力活动对细胞和器官系统的影响可以从类似的角度来看。在运动过程中，细胞会受到代谢和氧化应激的影响，并尽可能高效地发挥功能来承受这种应激。然后在休息和睡眠期间，细胞生长并变得更强壮，更有韧性。像其他种类的哺乳动物一样，人类在生物能挑战（禁食和体力消耗）和恢复（进食、休息和睡眠）的循环是在常态的环境中进化。这些研究提供了一个窗口，让我们了解细胞和器官系统是如何以不同的方式对这些正负能量平衡循环做出反应，从而最大限度地提高其生存和繁殖能力。

禁食期间细胞不生长。相反，它们保存资源并激活编码蛋白质的基因，这些蛋白质增强了细胞对压力的抵抗力。禁食时产生的酮体比葡萄糖更有能量效率。细胞在禁食期间减少了对氨基酸的摄取，并减少了使细胞能够生长的蛋白质的产生。这种蛋白质合成的减少是所谓的"mTOR"（哺乳动物雷帕霉素靶蛋白）途径中抑制蛋白质活性的结果。同时，自噬和 DNA 修复被刺激。此外，禁食刺激抗氧化酶的产生，从而产生对压力的抵抗力。禁食一段时间后，当开始进食时，细胞已经清除了大部分受损的蛋白质和细胞膜，它们现在是"纯净分子"。禁食还增强了细胞在食物消耗时快速从血液中吸收葡萄糖和氨基酸的能力。mTOR 途径在食物消耗的反应中被激活，细胞迅速合成新的蛋白质和膜，从而使它们能够生长并让身体更强壮（如肌肉细胞）或功能更强大（如大脑神经元）。

细胞和器官对间歇性禁食的许多有益反应与它们对运动的反应相同。比如，在我的实验室工作的神经科学家万瑞茜发现，隔日禁食会导致心率和血压下降，并增加心率变异性。有氧运动训练导致心血管系统发生相同的变化，其机制与间歇性禁食相同——增加副交感神经系统的活动。此外，副交感神经系统的激活也是定期运动和间歇性禁食对肠道有益的原因。两者都能促进正常的排便，从而减少便秘。同样，运动和间歇性禁食都可以改善葡萄糖调节，减少脂肪堆积，改善认知和情绪。在心脏、骨骼肌、肝脏和脑细胞中，定期运动和间歇性禁食刺激自噬、线粒体生物发生和DNA修复。间歇性禁食对身体和大脑的有益影响可以通过禁食期间的运动进一步增强。

在我做了一个关于间歇性禁食和大脑健康的讲座后，我经常被问到的一个问题是"对抗衰老和促进最佳（大脑）健康的最佳间歇性禁食方法是什么？"我提供两个答案，第一个答案是，我不知道哪种方法是最好的，因为不同的方法没有在同一项研究中进行比较；第二个答案是，任何导致定期代谢转换的间歇性禁食膳食模式都比最常见的早餐、午餐、晚餐和零食的膳食模式要好。在第七章和第十章中，你会发现我对如何将间歇性禁食融入生活方式的建议，这种生活方式还包括健康饮食、运动和智力挑战。

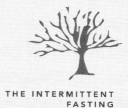

THE INTERMITTENT
FASTING

第三章

间歇性禁食预防和治疗疾病

在肥胖人群中已经完成了许多间歇性禁食的随机对照试验。随机对照试验是这样设计的，即同等数量的人被分成治疗组或对照组。在许多间歇性禁食的随机对照试验中，对照组的人被告知不要改变他们的膳食模式，只是简单地给出健康饮食的建议。在其他随机对照试验中，对照组可能吃早餐、午餐和晚餐，但摄入的热量比正常情况下少。米歇尔·哈维在超重女性中进行的 5:2 间歇禁食研究就是一个使用热量限制的对照组例子。对照组的女性每餐摄入的热量比平时少 25%。该对照组的配置是基于这样的计算，即她们每周的卡路里摄入量与 5:2 间歇禁食组的女性相似，后者每周两天仅摄入 600 卡路里。这项研究设计的科学原因是为了看看间歇性禁食对健康的益处是否超出了减少热量摄入的范围。事实确实如此。

目前间歇性禁食方法正在某些疾病的患者中进行，包括糖尿病、脑卒中、多发性硬化症、癫痫、肾病和艾滋病。间歇性禁食的一个特别令人兴奋的应用是治疗癌症。在我写下这句话的时候，正在进行一些试验，其中患有脑癌（胶质母细胞瘤）、乳腺癌、肺癌、前列腺癌和卵巢癌的患者在接受化疗或放疗期间坚持间歇性禁食方法（5∶2或每日限时进食）。由于患者的临床特征，间歇性禁食的其他随机对照试验正在具有一种或多种疾病风险的患者中进行。例如，间歇性禁食正在心血管疾病和脑卒中风险的患者中进行测试，因为他们有高胆固醇水平或高血压。另一个例子是由我和美国国立衰老研究所神经学家迪米特里奥斯·卡波吉安尼斯设计的正在进行的随机对照试验，其中参与者因其年龄（55～70岁）和代谢状态而存在认知障碍的风险。参与者被随机分配到5∶2间歇禁食组或对照组，对照组只提供健康饮食的信息。在参与者开始间歇性禁食之前和开始后两个月，卡波吉安尼斯评估他们的学习和记忆能力，并进行功能性磁共振成像（fMRI）以观察他们大脑中神经元网络的活动。这项试验是基于我的临床研究，证明间歇性禁食可以抵消肥胖和胰岛素抵抗对小鼠和大鼠认知的不利影响。

　　针对特定疾病的间歇性禁食随机对照试验，一方面基于对疾病背后的分子和细胞异常的理解，另一方面基于间歇性禁食对这些异常的影响。本章首先总结了特定疾病中的问题，然后描述了动物实验的结果，这些结果为在人类患者中进行间歇性禁食的随机对照试验提供了科学依据。最后，提出对患有不同疾病或有不同疾病风险的患者进行间歇性禁食的近期试验结果。

肥胖症和 2 型糖尿病

肥胖症的诊断基于身体质量指数。身体质量指数为 $30kg/m^2$ 或以上的人被认为患有肥胖症。患者会有大量的腹部脂肪，因此腰围大或"向心性肥胖"。有令人信服的证据表明，这种腹部脂肪会促进全身的组织炎症。腹部肥胖也导致肥胖人群的胰岛素抵抗和相关的糖耐量减低。长期肥胖会大大增加患糖尿病、心脏病、脑卒中、多种癌症、肾病和阿尔茨海默病的风险。美国正处于肥胖症的流行期，不仅成年人有肥胖症，很多儿童也有。大多数和我同龄的人都可以证明这样一个事实，当他们在高中时（20 世纪 70 年代初），毕业班很少有或没有孩子肥胖。在过去的 50 年里，肥胖人数急剧增加，这与简单糖类，尤其是果葡糖浆的消耗量增加密切相关。导致这种流行病的另一个因素是科技的进步，科技进步减少了需要大量体力劳动的职业数量，也增加了屏幕的使用时间。

在肥胖症中，脂肪细胞使得甘油三酯超载，甘油三酯用于在禁食期间产生酮体。但是大多数肥胖的人根本不禁食。最近的发现表明，间歇性禁食不仅可以减少脂肪堆积，还可以导致"坏"脂肪细胞转变为"好"脂肪细胞。肥胖者的腹部脂肪是一种叫作"白色脂肪"的脂肪，会引起炎症。2017 年，美国国立卫生研究院的科学家发表了一项对小鼠的研究，结果表明，间歇性禁食会导致白色脂肪细胞转化为"米色脂肪"或"棕色脂肪"细胞。事实证明，这些褐色脂肪细胞对健康有益，因为它们不仅不会引起炎症，而且可以消耗热量。啮齿动物的背部通常有大量的棕色脂肪，当外界温度较低时，这些脂肪细胞产生热量来保持身体温度。人类背部上部有少量棕色脂肪，但不足以温暖身体。相反，人类通过颤抖来产生热量。间歇性禁食可以将白色脂肪转化为棕色脂肪的可能性表明，间歇性禁食的人在寒冷的环境中可能会利用那些脂肪细胞产生热量。

许多随机对照试验表明，当肥胖的成年人采取间歇禁食的膳食模式时，他们的体重和腹部脂肪会减少，且影响深远。澳大利亚最近的一项研究表明，患有肥胖症的青少年（12～17岁）能够适应间歇性禁食饮食方法，即每周三天只摄入500～600卡路里，其余四天正常饮食。30名儿童参加了这项研究，并间歇性禁食了12周。此后，孩子们可以选择继续间歇性禁食或者在接下来的14周内遵循规定的饮食计划。其中23名儿童选择继续间歇性禁食，除两人外，所有这些儿童都长期持续进行间歇性禁食。正如期待，他们减轻了体重和腹部脂肪，情绪也有所改善。

在众多的随机对照试验中，间歇性禁食逆转肥胖的能力证明，它可以与运动一起作为医生的一线治疗方案。第九章描述了如何进行患者教育、灵活进行目标的分级过渡、经常性的进展评估和积极强化的指导。

不幸的是，目前美国卫生保健系统不鼓励医生采用这种方式治疗。一个接近肥胖的病人通常用以下方法治疗。在一次年度体检中，患者的初级保健医生为她做了 15 分钟的检查。医生诊断说，患者在过去一年中体重增加了 5.5kg，现在身体质量指数为 $29kg/m^2$。医生告诉患者，她应该通过减少热量摄入和定期运动来减轻体重。然后，患者被安排在一年后进行另一次检查，此时她又增加了 4.5kg，身体质量指数高于 $30kg/m^2$。医生进行了血液检查，结果表明患者患有糖尿病前期，表现为胰岛素、葡萄糖和糖化血红蛋白水平升高。医生再次简单地建议患者减肥，并安排 6 个月后的复诊。到那时，患者的空腹血糖水平较高，她的高糖化血红蛋白水平证实她患有糖尿病。根据与定期来他办公室的制药公司代表的谈话，医生开了一种新的昂贵的降血糖药。这种药物暂时改善了患者的血糖水平，但对她的肥胖没有影响。

这位患者匆匆忙忙地去诊所看病，却没有被告知肥胖会如何导致心脏病、脑卒中、癌症，甚至阿尔茨海默病。如果询问患者，医生会知道她的饮食包括大量加工食品和含有葡萄糖或果葡糖浆的软饮料。医生没有为患者提供改变膳食模式和饮食结构，以及将运动纳入日常生活的具体处方。正是这种太常见的情景促使我用整整一章（第八章）来讨论受利润驱动的医疗保健系统，这种系统促进了导致慢性病和过早死亡的生活方式。虽然这种促进可能不是有意的，但却是真实的。

糖尿病患者的血糖水平升高——高血糖。糖尿病分为 1 型和 2 型。患有 1 型糖尿病的人，胰腺细胞不能产生胰岛素。2 型糖尿病是由于细胞对胰岛素的反应导致从血液中清除葡萄糖的能力受损。1 型糖尿病相对罕见，通常影响儿童，其免疫系统攻击并破坏胰腺中产生胰岛素的细胞。然后，他们必须服用高度控制量的胰岛素，以保持血糖水平在正常范围内。然而，他们必须小心，不能服用过多的胰岛素，否则他们的血糖水平会过低——低血糖。2 型糖尿病越来越常见，通常发生在超重和久坐的成人身上。它是由慢性全身炎症和氧化应激引起的，这些炎症和氧化应激损害了肌肉、肝脏和脑细胞对胰岛素的反应能力，这种情况被称为"胰岛素抵抗"。当胰岛素与其细胞表面的受体结合时，它通常会刺激细胞膜中的葡萄糖转运蛋白。葡萄糖转运蛋白将葡萄糖从细胞外运输到细胞内，然后细胞可以利用葡萄糖产生 ATP。在 2 型糖尿病患者中，胰岛素与其受体结合，但受体不能刺激葡萄糖转运。因为在这种情况下血糖水平异常高，所以胰腺产生更多的胰岛素，因此 2 型糖尿病患者血液中的胰岛素含量升高。

根据美国疾病控制中心的数据，1/10 的美国人患有 2 型糖尿病，1/3 的人患有糖尿病前期或胰岛素抵抗。历史上，2 型糖尿病只影响成人，但现在儿童患者已经越来越多。这非常令人不安，因为糖尿病是心血管疾病、脑卒中和长期残疾以及早死的风险因素。尽管糖尿病最常发生在超重人群中，但也可能发生在体重较轻的人群中。

许多研究已经证实，2 型糖尿病可以通过热量限制和运动来预防甚至逆转。最近的随机对照试验结果表明，间歇性禁食在恢复细胞对胰岛素的反应能力方面也非常有效，从而降低超重患者患糖尿病的风险，并逆转人类的 2 型糖尿病。在我们与米歇尔·哈维的研究中，5：2 模式的间歇性禁食方案增加了超重非糖尿病女性的胰岛素敏感度。在澳大利亚的一项随机对照试验中，63 名 2 型糖尿病患者在 5：2 间歇性禁食模式三个月后，糖化血红蛋白水平显著降低。间歇性禁食的这些有益效果不是立竿见影的，需要至少 2~4 周才能看到血糖调节的改善。如果患者继续他的间歇性禁食饮食模式和有规律的运动方案，他的血糖调节将继续改善，甚至将变得正常。间歇性禁食和运动可以逆转 2 型糖尿病。即使在不愿意或不能定期运动的患者中，间歇性禁食也可以改善他们的葡萄糖水平，并使其保持在正常范围内。

注意！尚不清楚间歇性禁食对 1 型糖尿病患者是否有益。因为禁食降低血糖水平并增加胰岛素敏感度。因此，间歇性禁食可能会使此人更容易发生低血糖，尽管这一结果仍有待确定。

事实上，在我的实验室工作时，神经科学家段文珍的研究表明，与随意喂食的小鼠相比，隔日禁食的小鼠在注射胰岛素时对低血糖的抵抗力更强。

心血管疾病和脑卒中

在美国，心血管疾病是导致死亡的主要原因，每年有超过60万人死于心血管疾病。脑卒中是第四大常见死因。虽然心肌梗死和脑卒中是灾难性的事件，但它们最终是由在事件发生前，多年发生在动脉中的相同而隐蔽的病理过程引起的。该过程涉及动脉内富含胆固醇的"斑块"的逐渐积累，导致血管逐渐变窄。这种变窄减少了流向心脏或脑组织的血液，从而可能降低器官的功能能力。动脉粥样硬化斑块是炎症和氧化应激的部位。血管中的这个发炎区域可以吸引血小板聚集并形成血栓。尽管血凝块的形成在防止受伤后过度出血方面起着重要的作用，但是在狭窄的动脉内形成的血凝块会完全阻塞血流。当这种情况发生在冠状动脉时，通常由动脉供血的心肌细胞可能会受损或死亡——这种事件被称为"心肌梗死"。类似地，大脑动脉中血栓的形成会导致脑卒中，损害并杀死神经元。

代谢综合征（肥胖、胰岛素抵抗和高血压的结合）和衰老是心血管疾病和脑卒中的主要危险因素。因为间歇性禁食可以预防和逆转肥胖和胰岛素抵抗，并降低血压，所以预计间歇性禁食膳食模式将降低心肌梗死或脑卒中的风险。在奥斯陆大学的一项研究中，50多名肥胖患者以5∶2间歇性禁食模式禁食6个月，定期咨询营养师，然后经历6个月无人监督的维持期。在最初的6个月里，患者平均体重减轻了9kg，并且在随后的6个月里体重没有回升。在为期一年的研究期间，他们的腰围、血压和甘油三酯水平显著下降，而高密度脂蛋白（"好"）胆固醇水平上升。研究人员还发现，热量限制在改善心肌梗死患者的血脂方面非常有效，从而降低了他们再次心脏病发作的风险。

克丽丝托·瓦察达进行了一项研究，旨在了解每隔一天进行一次间歇性禁食是否可以降低超重人群患心血管疾病的风险。间歇性禁食组的参与者在禁食那天只摄入他们日常摄入热量的25%。在不受限制的日子里，参与者被要求比平时多摄入25%的卡路里。在为期一年的研究期间，他们的总卡路里摄入量比对照组中没有改变饮食模式或卡路里摄入量的受试者减少了25%~30%。其中还包括一组人，他们每天的卡路里摄入量减少了25%，但没有进行间歇性禁食。每隔一天禁食组和每天限制热量摄入组的参与者减掉的体重大致相同，并且心血管风险因素有所改善。

间歇性禁食也有助于心脏和大脑抵御心肌梗死或脑卒中。20世纪90年代，在我的实验室工作的博士后余在芳确定了间歇性禁食是否会影响模拟脑卒中大鼠的大脑损伤和功能障碍。诱发脑卒中的过程是首先麻醉大鼠，然后在颈部的左颈动脉上开一个小口，通过这个小口，将一根细线轻轻地沿动脉向上推，直到线到达大脑中动脉从颈动脉分支的位置。该线阻止血液流入大脑中动脉，这类似于动脉中形成血栓时发生的情况。大脑中动脉向运动皮层和纹状体供血，这两个脑区控制四肢的运动。血流被阻断足够长的时间（90分钟），导致大脑左侧运动皮层和纹状体中的大量脑细胞死亡，大鼠移动其右前腿和后腿的能力永久受损。运动损伤的严重程度是通过测量大鼠使用前爪和在笼子里走动的能力来确定的。

余在芳研究中的大鼠被分成两组，一组每天随意进食，另一组每隔一天禁食一次。三个月后，所有的大鼠都发生了脑卒中。一天后，它们的运动功能被评估，它们的大脑被检查。与对照组的大鼠相比，间歇禁食组大鼠的前肢和后肢功能在脑卒中后的损伤明显更少，脑损伤也更少。神经科学家提鲁马·阿鲁穆甘随后在小鼠中进行的中风研究也证实了大鼠中的这些发现，并为人类研究奠定了基础。

我在国家衰老研究所建立实验室后不久，就开始与心脏病专家爱德华·拉卡塔合作。因为我们已经发现间歇性禁食可以保护大脑免于中风，所以我与爱德华合作，看看间歇性禁食是否也可以保护心脏免于心肌梗死。与博士后伊斯梅尔·艾哈迈德一起，我们让各组大鼠每隔一天禁食或随意控制饮食三个月，然后通过闭塞冠状动脉诱导模拟心肌梗死。一些大鼠在心肌梗死后 24 小时被安乐死，另一些大鼠在心肌梗死后 10 周内接受超声心动图检查。心肌梗死后一天，与对照组大鼠相比，间歇性禁食组大鼠的心脏组织损伤量减少了 50%。超声心动图结果显示，与对照组相比，间歇性禁食组大鼠的左心室功能更好。

间歇性禁食可以降低心脏病发作和脑卒中的风险因素，如果在心脏病发作或脑卒中之前开始，还可以减轻对心脏和大脑的损害。但是间歇性禁食能让已经患过心脏病或脑卒中的人的恢复吗？尾越和他的同事最近报道，间歇性禁食可以有利于大鼠心肌梗死后的恢复。当在心肌梗死后的第二天开始隔日禁食时，左心室的功能随着时间的推移比对照组大鼠的相同心室的功能好得多。胡圆和他的同事最近发表了一项研究，他们让大鼠在接受减少整个大脑血流量的程序后，保持间歇性禁食或随意饮食一周。这是一种心脏骤停的模型，会导致海马体中的神经元退化，从而使大鼠的学习和记忆能力受损。科学家发现，与对照组相比，间歇性禁食组在心脏骤停后的学习和记忆能力明显更好。

就在 20 世纪 80 年代，医生给心脏病或脑卒中患者的标准建议是避免体力消耗，保持良好营养。我们现在知道，心脏病发作或脑卒中后久坐不动是不好的。运动可以促进恢复，防止心脏病或脑卒中再次发作。

癌症

我们已经在十几种不同类型癌症的早期诊断和治疗方面取得了重大进展。然而，癌症仍然是全世界死亡的主要原因，并且由于肥胖症的流行，许多癌症的发病率正在增加。在美国，每年有近200万人被诊断患有癌症，其中超过60万人死于癌症。1971年，莫里斯·罗斯和格里利·布拉斯发表了一篇文章，他们在文章中报告了几种不同类型癌症的发病率，发病率在一生中保持每天限时喂养的大鼠上大大降低。随后的研究表明，间歇性禁食抑制了乳腺癌、前列腺癌、结肠癌、肝癌、胰腺癌和脑癌动物模型中肿瘤的生长。在这种模型中，癌细胞被注射到小鼠体内或者在癌症正常发生的组织中，或者在皮下，然后测量由此产生的肿瘤的形成和生长速度。间歇性禁食可以防止癌症的重新形成，并可以抑制动物体内现有癌症细胞的生长，这一事实与人类流行病学研究的结果一致。特别是，超重的人患许多不同癌症的风险增加，美国癌症协会已经确定，暴饮暴食至少占美国所有癌症死亡原因的20%。

自由基对 DNA 的损伤会导致控制细胞生长的基因突变。

这种突变会使细胞走上癌变的道路。动物已经进化出一种高效的机制，这种机制使它们能够在DNA受损足以使细胞有可能癌变时，选择性地破坏细胞。细胞经历一种被称为"凋亡"的程序性细胞死亡，在这种过程中，细胞萎缩，然后死亡。当细胞经历凋亡时，它们的外膜保持完整，但在某种程度上发生了变化，这种变化会向免疫细胞发出信号，让它们通过一种称为"吞噬"的过程找到并吞噬它们。当你读到这句话的时候，你体内成千上万的细胞都在进行凋亡。这很好。它防止这些细胞癌变。然而，在多种癌症中，一些正常调节细胞凋亡的基因要么发生突变，要么大幅繁殖。其中一个基因编码$p53$，这是一种蛋白质，当DNA损伤水平达到危险水平时，它通常在触发细胞凋亡中起关键作用。$p53$的突变发生在相当多的癌症中。这些突变使得癌细胞抵抗死亡，即使当它们有过量的DNA损伤时。这种耐药性给通过引起DNA损伤而起作用的化疗药物带来了问题，因为具有$p53$突变的癌细胞可以避免被药物杀死。

目前最常见的癌症治疗方法是化学治疗（简称"化疗"）和放射治疗（简称"放疗"）。这两种疗法都是通过对癌细胞的DNA造成严重损伤来发挥作用的。但是这种治疗也会损害正常细胞，并导致骨髓、肠道和其他器官中的干细胞凋亡，从而导致严重的副作用。这种疗法还会抑制免疫系统。化疗会损害大脑中的细胞，导致认知障碍，即所谓的化疗脑。接下来的挑战是找到一种既能杀死癌细胞又能保护神经元等正常细胞的治疗方法。最近，在刺激免疫细胞寻找并杀死癌细胞的治疗方法的开发方面取得了令人兴奋的进展，并且这种治疗方法正被用于越来越多类型的癌症。

　　间歇性禁食首先可以防止癌症的发展，如果癌症确实发展，有助于通过药物和辐射杀死癌细胞。通过诱导温和的适应性应激反应，间歇性禁食增强了细胞修复受损 DNA 的能力。但这并不是间歇性禁食阻止细胞癌变的唯一途径。福尔迈伊和他同事的一项研究表明，每日限时进食使有 DNA 修复基因缺陷小鼠的寿命延长了三倍。因为这些小鼠通常在很小的时候就死于由过度 DNA 损伤引起的癌症，所以间歇性禁食可以通过减少自由基对 DNA 的损伤来防止癌症的发展。

　　间歇性禁食可能预防癌症的另一个机制是通过免疫系统增强对新形成的癌细胞的杀伤力。瓦尔特·隆戈实验室的最新发现表明，间歇性禁食可以削弱免疫细胞寻找和破坏癌细胞的能力。他发现，通过刺激一种称为"T 细胞"的免疫细胞，间歇性禁食可以增强化疗对乳腺癌和皮肤癌细胞的杀伤作用。在他的研究中，隆戈开发了一种间歇性禁食方法，包括每隔一个月连续五天每天摄入非常低的卡路里。在对实验动物的研究中，福尔迈伊、隆戈和他的同事发现，这种间歇性禁食疗法可以预防某些类型的癌症，并改善免疫系统的功能。对人类来说，五个周期的间歇禁食疗法降低了癌症的风险因素。

也许癌细胞轻视禁食的最重要原因与许多癌症严重依赖葡萄糖作为主要能量来源的事实有关。在20世纪20年代，奥托·瓦尔堡发现癌细胞比正常细胞更容易被葡萄糖剥夺并杀死。事实证明，癌细胞利用葡萄糖通过无效的糖酵解过程产生ATP，而正常细胞利用更有效的氧化磷酸化过程。此外，许多类型的癌细胞不容易利用酮体作为能源。禁食期间，葡萄糖水平较低，酮体升高，因此禁食期间癌细胞的能量供应减少。当葡萄糖水平较低时，癌细胞在化疗和放疗中存活的能力降低。这就是为什么间歇性禁食可以提高这些治疗的效果。因为正常细胞使用酮体，所以它们的能量水平在禁食期间保持较高，因此，癌症治疗对正常细胞的副作用可以通过间歇性禁食来减少。

用于开发新药和基因治疗方法来治疗特定类型癌症的金额已达到数十亿美元。间歇性禁食可能是一种有效且廉价的方法，可以增强现有化疗药物和放射疗法对癌细胞的杀伤作用。然而，间歇性禁食尚未普遍应用于癌症患者的治疗，需要对不同类型的癌症患者进行更多的随机对照试验。肿瘤学家对动物实验的数据表明，间歇性禁食可以防止衰老过程中癌症的发生，并且间歇性禁食可以有效抑制肿瘤的生长，增强化疗杀死癌细胞的能力。癌症患者间歇性禁食的几十个随机对照试验目前正在进行中，这种试验很可能会导致某些禁食疗法与药物和辐射相结合的治疗方法，以杀死癌细胞并最大限度地减少副作用。

美国国家癌症研究所建议运动并适度摄入卡路里，吃蔬菜、水果和富含膳食纤维的食物对抗癌症。第六章描述了蔬菜、水果、咖啡、茶和可可中的促进健康的化学物质是那些在细胞中诱导温和有益应激反应的化学物质。这种植物化学物质可以通过增强细胞对自由基的防御能力和增强细胞修复受损分子的能力来防止癌症的发展。一些在动物实验中被报道抑制癌症的植物化学物质与我们发现的可以保护神经元免受压力的相同。与间歇性禁食和运动类似，这些植物化学物质促进潜在癌细胞从体内清除，并为已经癌变的细胞创造了不适宜的环境。

阿尔茨海默病

第二章描述了衰老如何对大脑中的神经元产生负面影响，以及间歇性禁食如何抵消这些负面影响。越来越多的证据表明，间歇性禁食有可能降低阿尔茨海默病的发病率，阿尔茨海默病是一种越来越常见的、严重的神经退行性疾病。

在世界范围内，近 5 000 万人患有阿尔茨海默病，这个数字是 30 年前的两倍。目前大约有 600 万美国人患有阿尔茨海默病，到 2050 年，这个数字预计将增加两倍。65 岁以上的人中，患有痴呆症的人占 1/10。阿尔茨海默病的诊断是基于一系列测量短期记忆的认知测试。脑成像将揭示海马体以及额叶、顶叶和颞叶的萎缩。除了短期记忆受损之外，阿尔茨海默病患者通常在推理、判断和语言方面有困难，他们的昼夜节律可能变得不同步，以至于他们白天睡觉，晚上清醒。阿尔茨海默病的明确诊断只能通过对脑组织的尸检分析来确定。

痴呆症最常见于 65 岁以上的人。大多数读者都会认识一个从心脏病或癌症中幸存下来的熟人。过多的卡路里摄入和久坐不动的生活方式导致了总体健康状况的恶化，加上心血管疾病、某些癌症和糖尿病的早期诊断和治疗的进步，使那些以前在五六十岁时就可能死于这些疾病的人能够活下去，因此活到 70 岁、80 岁和 90 岁的人数正在增加。

阿尔茨海默病和其他痴呆症在大脑中发生的事情很复杂，在很大程度上是正常衰老过程的结果。在衰老过程中，由于氧化应激、线粒体产生能量的能力降低以及通常保持神经元健康的方式对应激反应的能力受损，神经元受到的损伤增加。这些衰老的不利因素会使神经元易受神经递质谷氨酸盐过度刺激引起的兴奋性毒性的影响。在正常衰老过程中，这种兴奋性失衡会导致大脑功能的轻度缺陷。当与神经元外部的淀粉样斑和神经元内部的 Tau 蛋白的积累结合时，突触可能退化，神经元死亡。运动、间歇性禁食和定期智力挑战可以保护神经元免受大脑衰老的不利影响，并可能预防阿尔茨海默病。

2000 年，我和家人搬到马里兰州后不久，我开始注意到，当我和住在明尼苏达州的父亲通电话时，他会多次问我同样的问题。他的短期记忆正在衰退，他不记得他已经问过我同样的问题了。但除此之外，他在农场生活得很好，每天照料马匹。4 年后，他很难按时完成所得税申报和支付账单。他每天沿着400m 的车道走几次去取快件，大概是忘记了他已经取回了快件。然而，他仍然定期开车去杂货店和朋友家。我们为他预约了去看罗纳德·彼得森，他是妙佑医疗国际的神经学家，是认知障碍和阿尔茨海默病研究领域公认的领军人物。彼得森是罗纳德·里根的医生。我认识罗纳德已经很多年了，因为我们在阿尔茨海默病会议和国家卫生研究院科学审查小组上相遇。2004 年，当我父亲 82 岁时，罗纳德诊断出他可能患有痴呆症。"可能"一词用于初始诊断，因为一些人出现了与阿尔茨海默病难以区分的认知缺陷，即使他们可能没有足够数量的淀粉样斑来确诊为阿尔茨海默病。

罗纳德每年都评估我父亲的学习和记忆能力，然后对他的大脑进行磁共振成像，以跟踪他脑萎缩的进展。在接下来的 6 年里，我父亲的认知能力逐渐衰退，他的海马体以及大脑皮层的额叶和颞叶都萎缩了。在这些年里，我的哥哥埃里克搬回来和我们的父亲住在一起，这对他留在他农场的房子里非常重要。

最后，我们不得不把父亲安置在一个长期护理机构里，他在离90岁生日只有两个月的时候，在睡梦中离开了人世。

在他被初步诊断的时候，我们让父亲加入了妙佑医疗国际阿尔茨海默病中心，该中心除了临床评估和大脑成像外，还包括一个大脑尸检项目。妙佑医疗国际的顶级神经病理学家丹尼斯·迪克森对我父亲的脑组织进行了检查，发现淀粉样斑的水平并不广泛。然而，我父亲的海马体中确实有大量神经元丢失（死亡），这几乎可以肯定是他在生命的最后两年里没有短期记忆的原因。事实证明，大约20%被诊断为可能患有阿尔茨海默病的人没有足够的淀粉样斑来确诊为阿尔茨海默病。

痴呆症有三个已知的可变风险因素：过多的热量摄入和相关的胰岛素抵抗；缺乏运动；没有智力挑战的生活方式。我父亲在世的最后五年都在坚持运动。虽然他从来不只是为了运动而运动，但他每天花很多时间在农场周围散步和干活。他既不超重也没有糖尿病。他每天吃三餐，饮食相当均衡。然而，他确实有一个患痴呆症的风险因素：他60岁从律师的工作岗位上退休后，没有保持自己的智力活动。他不读书，他的日常活动主要是农场的日常事务。而且，我父亲70岁的时候，我的母亲去世了。她的离世当然对他的情感健康产生了负面影响，并导致他的社会交往大幅减少。

智力挑战和社会互动降低患痴呆症的风险。研究表明，这种影响的原因可以归结为"用进废退"的概念。神经营养蛋白如 BDNF 是在神经元活跃时产生的，它们的产生对于现有突触的维持和新突触的形成至关重要。当然，我确实让父亲知道了我们在间歇性禁食方面的工作，但那时他已经 80 多岁了，他的海马体和其他地方的突触及神经元肯定已经大量丢失。我、罗纳德·彼得森或其他任何人都无法阻止或延缓我父亲逐渐遗忘的过程。

来自我们动物实验的数据，和肥胖、胰岛素抵抗、糖尿病与阿尔茨海默病之间的联系，以及来自新兴临床试验的发现表明，除了运动和保持思维活跃之外，间歇性禁食还有降低阿尔茨海默病风险的潜在益处。一项研究使用了名为"3xTgAD 小鼠"的转基因小鼠，随着年龄增长，这些小鼠在大脑中积累淀粉样蛋白和神经原纤维缠结。这些小鼠从它们成年开始，按照随意、隔日禁食或每日热量限制（热量减少 40%）的饮食方案喂养一年。一组正常小鼠（大脑中没有淀粉样蛋白或神经纤维缠结）也包括在研究中。同年年底，博士后维伦德拉·哈拉加帕测试了小鼠的学习和记忆能力。他发现，与随意进食的正常未患阿尔茨海默病小鼠相比，随意进食的阿尔茨海默病小鼠受到严重损害。与之形成鲜明对比的是，每隔一天进行间歇性禁食或每日热量限制的阿尔茨海默病小鼠表现出与正常小鼠相似的学习和记忆能力。间歇性禁食完全预防了阿尔茨海默病小鼠的认知障碍。间歇性禁食组小鼠的体重大于每日热量限制组，但两组小鼠在迷宫学习能力方面有相似的优异表现。这表明在阿尔茨海默病的小鼠模型中，间歇性禁食具有独立于体重减轻的有益效果。

阿尔茨海默病的另一个难题是，有许多非常老的人在认知上"非常敏锐"，但他们的大脑中有大量淀粉样斑的积累。他们的生活方式中是否有一个或多个因素增加了他们的神经元对淀粉样蛋白损伤的抵抗力？我们还不知道这个问题的答案。也许他们保持了身体健康和智力投入，或者他们有间歇性禁食的膳食模式。尽管淀粉样蛋白堆积，间歇性禁食如何保护神经回路和保持认知功能？答案可能包括间歇性禁食对大脑的一个或多个影响。研究表明，在间歇性禁食的反应中，大脑中增加的几种神经营养因子可以保护培养的神经元免受阿尔茨海默病淀粉样蛋白的损害。此外，尽管淀粉样蛋白可以导致神经元网络过度兴奋，但间歇性禁食可以防止这种过度兴奋。

帕金森病

大约 50 万美国人目前患有帕金森病。20 年后将会超过 100 万。帕金森病的症状包括手臂和手休息时手部震颤、身体运动缓慢和筋强。在尸检中，死于帕金森病的人会有位于大脑区域

"黑质"的神经元大量死亡，这些神经元使用神经递质多巴胺。正电子发射断层显像可以测量大脑中多巴胺的量，从而提供对患者体内产生多巴胺的神经元发生了多少变性的测量。随着帕金森病中受影响的神经元退化，它们表现出蛋白质α突触核蛋白的异常积累。除了多巴胺神经元之外，大脑皮层中连接回路中的神经元经常退化，导致认知障碍。虽然长期以来人们认为多巴胺能神经元是帕金森病中最先退化的，但我们现在知道这是不正确的。令人惊讶的是，神经退行性过程被认为始于激活肠道的脑干中的副交感神经元。帕金森病患者通常会有慢性便秘的病史，因为通常刺激肠运动的副交感神经元已经退化。

拳击手穆罕默德·阿里、我的叔叔巴德（我父亲的弟弟）和演员迈克尔·J.福克斯是帕金森病患者的三个例子。不同的因素可能导致每个人患帕金森病。在阿里的案例中，帕金森病几乎可以肯定是由于他在打斗中头部受到多次打击所致。就我叔叔巴德而言，原因尚不清楚。他是在80多岁的时候被确诊的，所以衰老肯定是一个原因。绝大多数帕金森病病例没有已知的遗传原因，并且影响65岁以上的人。因为福克斯在他30多岁的时候就出现了症状，因此，他的帕金森病很可能是由遗传因素引起的。大约5%的帕金森病病例是由基因突变引起的，有这种突变的人通常在30多岁、40多岁或50多岁时出现症状。

在过去的30年中，遗传学家、神经科学家的主要研究成果已经阐明了导致帕金森病神经元退化的原因。在神经元中出现两种相关的异常：它们的线粒体受损和功能障碍，它们清除受损分子和线粒体的能力受损。因此，神经元无法产生足够量的ATP来维持其功能，并积累异常量的α突触核蛋白。科学家们正在努力开发干预措施，防止线粒体功能障碍和α突触核蛋白积累。

在我的实验室工作时，神经科学家段文珍在帕金森病小鼠模型中发现，间歇性禁食可以保护多巴胺能神经元免受一种叫作MPTP（线粒体通透性转换孔）的神经毒素的影响。神经科学家纳文·马斯伍德和唐·英格拉姆随后的实验表明，每天限制热量也可以保护帕金森病猴模型中的多巴胺能神经元。MPTP选择性地杀死黑质中产生多巴胺的神经元。间歇性禁食在减缓帕金森病动物模型的疾病进程中的有益作用可能是由于其保护线粒体对抗应激和刺激自噬的能力。

1982年，神经病学家威廉·兰斯顿在加州圣克拉拉的一个医疗中心工作时发现了MPTP。兰斯顿刚刚见过一个年轻的病人出现震颤。然后，来自同一个社区的另外5名具有相同帕金森病症状的年轻患者出现在当地医院。所有这6名患者都是海洛因使用者，兰斯顿和他的同事后来发现MPTP是他们使用的特定一批海洛因中的污染物。MPTP选择性杀死多巴胺能神经元的机制是显著的。进入大脑后，MPTP进入星形胶质细胞，这是一种神经胶质细胞，与神经元一样丰富。星形胶质细胞含有称为"单胺氧化酶"的酶，作用于 MPTP 产生分子 MPP+（多能祖细胞）。接下来，MPP+ 从星形胶质细胞中释放出来，并与一种称为"多巴胺转运蛋白"的蛋白质特异性结合，这种蛋白质只存在于多巴胺能神经元的细胞膜上。正如多巴胺一样，多巴胺转运蛋白将 MPP+ 转移到多巴胺能神经元，并在那里大量积累。MPP+ 削弱了线粒体产生 ATP 的能力，从而耗尽了神经元生存所需的能量。

α 突触核蛋白的突变会导致早期帕金森病，通常是在患者 40 多岁时。我们使用 α 突触核蛋白突变的转基因小鼠，已知它们在大脑神经元中积累 α 突触核蛋白，并产生运动功能障碍。博士后凯西·格里芬与科学家万瑞茜合作进行了一项研究，他们在年轻的正常小鼠和 α 突触核蛋白突变小鼠中植入了发射器来记录心率。正常小鼠和 α 突触核蛋白突变小鼠分别被分为三个不同的饮食组：自由进食普通小鼠食物、隔日禁食和自由进食高水平饱和脂肪酸的食物。数月前 α 突触核蛋白突变小鼠出现了运动症状，除了间歇禁食组的小鼠外，其他小鼠都表现出静息心率升高，这一现象在高脂肪饮食组中加剧。进一步的实验表明，α 突触核蛋白突变小鼠的副交感神经元活性降低，导致心率变异性降低，类似于帕金森病患者研究中报告的结果。

接下来我们的注意力转向了肠道。由于 α 突触核蛋白在支配肠道的神经元内异常积聚，并且由于帕金森病人表现出与α突触核蛋白积聚相关的炎症，所以我们设计了一项研究，以检验慢性轻度肠道炎症会加速α突触核蛋白突变小鼠运动功能障碍。我们预测，肠道中的局部炎症将引发α突触核蛋白病理通过迷走神经从肠道神经元传播到大脑神经元，从而最终导致控制身体运动的多巴胺能神经元的功能障碍。博士后岸本由纪接受了设计和执行这项研究的挑战。免疫学家乔蒂·森建议岸本可使用一种方法来诱导肠道的轻度炎症，这是基于胃肠研究人员之前所做的工作，他们研究的是一种叫作结肠炎的疾病。该方法包括在饮用水中加入一种叫作葡聚糖硫酸钠的化学物质。

岸本每两周测试一次对照组和肠道炎症组小鼠控制身体运动的能力。就像在伐木工人的滚木比赛中一样，岸本将小鼠放在一根加速杆上，并记录它们能在杆上停留多长时间。在另一项测试中，岸本将墨水涂在小鼠的脚上，让它们在一张纸上行走。然后他会测量身体两侧脚步之间的距离。随着α突触核蛋白在帕金森病小鼠大脑神经元中积累，它们停留在旋转杆上的能力降低，它们发展出更短且通常不对称的步幅。岸本发现，与对照组的小鼠相比，肠道炎症组的α突触核蛋白突变小鼠在两项测试中出现异常的时间明显更早。然后，他对小鼠的大脑、肠道和血液进行了一系列分析，并在分析数据后得出结论，肠道炎症加速了支配肠道的神经元中α突触核蛋白的积累，这又依次加速了迷走神经、脑干神经元以及最终大脑黑质中多巴胺能神经元中 α 突触核蛋白的积累。通过测量参与炎症的分子水平，岸本进一步发现肠道炎症增加了帕金森病小鼠的脑部炎症。这些发现表明，肠道健康状况不佳可能是帕金森病发展的一个因素。

尚未对帕金森病患者进行间歇性禁食的临床试验。任何这样的间歇性禁食试验都应该在患者确诊后不久进行，而他们在其他方面都相当健康。发展到帕金森病晚期的患者不太可能从间歇性禁食中受益，因为他们大多数产生多巴胺的神经元已经死亡。我自己的观点是间歇性禁食可能会降低帕金森病的风险，并可能对疾病早期阶段的人有益，原因有以下三点。第一，我们知道间歇性禁食可以延缓衰老过程，衰老是迟发性帕金森病最显著的风险因素。第二，有证据表明，代谢状况不佳会增加患帕金森病的风险。第三，在帕金森病动物模型中进行的间歇性禁食试验结果表明，它可以保护多巴胺能神经元免受变性。

炎症性疾病和感染

大多数慢性疾病涉及受疾病影响的组织的炎症。在类风湿性关节炎患者中，关节首先受到影响。哮喘患者患有肺气道组织炎症。结肠炎和克罗恩病的特征是肠道炎症。本节描述了动物模型和人类患者的研究结果，这些研究表明，在一些最常见的炎症性疾病中，间歇性禁食可以减少组织炎症并减缓疾病进程。

目前大约有 150 万美国人患有类风湿性关节炎，其中大多数是女性。类风湿性关节炎是一种自身免疫性疾病，其中免疫系统攻击关节，错误地将某些正常分子识别为外来分子。风湿性关节炎导致受影响关节的渐进恶化，并伴有剧烈疼痛。一些药物可以抑制免疫细胞攻击关节，但目前还没有治愈的方法。20世纪 90 年代初，由延斯·凯尔森·克拉格及其同事在奥斯陆大学进行的一项研究表明，当类风湿性关节炎患者禁食一周，然后保持素食、无麸质饮食时，他们的症状可以在两年内显著减轻。

瓦尔特·隆戈的研究揭示了间歇性禁食如何影响免疫系统，从而减少其对自身免疫性疾病（如类风湿性关节炎和多发性硬化）中正常组织的攻击。寻找体内外来分子的免疫细胞被称为"T 淋巴细胞"。T 指的是胸腺，胸腺位于胸腔的上部。当免疫系统功能正常时，T 淋巴细胞只识别病毒、细菌和寄生虫的分子。然而，在类风湿性关节炎和多发性硬化的病例中，一些 T 淋巴细胞将身体某些细胞中的正常分子识别为外来分子。当这种情况发生时，淋巴细胞增殖并向其他免疫细胞发送信号，然后这些细胞在受影响的组织中积累，并导致局部炎症和对该组织中正常细胞的损害。事实证明，参与自动免疫攻击的淋巴细胞需要葡萄糖来完全激活。第 2 章描述了一种称为"mTOR"

的蛋白质如何在细胞增殖中发挥关键作用，以及葡萄糖如何激活 mTOR。空腹时血糖水平和 mTOR 活性较低，抑制了 T 淋巴细胞的增殖。因此，禁食对关节炎患者的有益作用可能是由于抑制了 T 淋巴细胞中的 mTOR。

在多发性硬化中，T 淋巴细胞攻击称为"少突胶质细胞"，一种包裹神经元轴突的细胞。被少突胶质细胞包裹的轴突被称为"髓鞘"，因为少突胶质细胞的膜中有大量的髓鞘蛋白。通过隔离轴突，少突胶质细胞增加了神经元活跃时沿着轴突向下移动的电脉冲的速度。大脑和脊髓中的神经元会受多发性硬化的影响，导致一系列与这些神经元功能有关的症状，如麻木或刺痛、行走困难、虚弱、头晕和疲劳。正如许多其他自身免疫性疾病的情况一样，女性比男性更容易患多发性硬化。结合患者血液中淋巴细胞的症状和评估，MRI 扫描通常会揭示"白质"的异常，白质是大脑、视神经和脊髓中有髓鞘轴突束的区域。大约 100 万美国人目前患有多发性硬化。已经开发了几种有助于抑制免疫系统和改善多发性硬化患者生活的药物，但目前还没有治愈的方法。

然而，最近的发现显示了间歇性禁食对多发性硬化患者的潜在益处。通过给小鼠注射髓鞘蛋白，可以使小鼠的免疫系统攻击少突胶质细胞。小鼠出现类似多发性硬化的症状，包括虚弱和行走能力下降。研究表明，每日热量限制和生酮饮食对多发性硬化小鼠有益。在一项研究中，隔日禁食完全防止了小鼠模型中的多发性硬化症状。瓦尔特·隆戈发现低热量的间歇性禁食碳水化合物饮食对小鼠多发性硬化有益。此外，他的研究表明，间歇性禁食减少了血液中活化淋巴细胞的数量，更重要的是促进了轴突的髓鞘再生。关于间歇性禁食对多发性硬化影响的几项研究已经发表。在一项研究中，7天的部分禁食（每天700卡路里）减少了异常激活的淋巴细胞数量，并改善了有关症状。约翰斯·霍普金斯大学的凯瑟琳·菲茨杰拉德和埃伦·莫里对36名超重多发性硬化患者进行了一项5:2间歇性禁食的随机对照试验。该研究包括三组：5:2间歇性禁食组、每日热量限制组（减少22%）、饮食不变组（对照组）。在为期两个月的研究结束时，5:2间歇性禁食和每日热量限制的患者体重减轻，情绪显著改善。需要进一步的研究来确定间歇性禁食是否能恢复轴突的髓鞘形成，并能长期改善多发性硬化的症状。

近200万美国人患有溃疡性结肠炎或克罗恩病。在结肠炎中，结肠和直肠的组织发炎。结肠炎和克罗恩病不是一种自身免疫性疾病。克罗恩病患者在消化道的一个或多个区域有炎症。结肠炎常见于吃富含饱和脂肪和单糖的西方饮食的人群中，这表明了间歇性禁食的潜在益处。间歇禁食是否对炎症性肠炎患者有益，以及哪种间歇禁食方案最有效，这都需要进行随机对照试验。

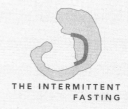

THE INTERMITTENT
FASTING

第四章

间歇性禁食增强大脑和
身体的表现

最近关于间歇性禁食的研究以及人们在互联网论坛上关于间歇性禁食的讨论，主要集中在它对减肥、延缓衰老和治疗慢性疾病的有效性方面。这一章的研究重点是对于体重正常、身体健康的人来说，从典型的三餐加零食的日常饮食计划转变为间歇性禁食计划能否改善他们大脑和身体的表现，如果可以的话，细胞对间歇禁食的反应是什么呢？

代谢转换和酮体的重要性

禁食的定义是血液中酮体水平的提升。身体优先考虑细胞能量来源，因此首先使用储存在肝脏中的葡萄糖，其次使用储存在脂肪细胞中的脂质，最后使用肌肉细胞中的蛋白质，这些蛋白质可以被分解为氨基酸，这些氨基酸可以在饥饿时存活。久坐的人通常需要大约 12 个小时来耗尽肝脏中的葡萄糖储备。在禁食期间运动的人，肝脏葡萄糖消耗得更快。当肝脏葡萄糖储备耗尽时，脂肪细胞中的甘油三酯被分解成更小的脂肪酸，这些脂肪酸被释放到血液中，并从血液中被肝细胞迅速吸收，脂肪酸被代谢成三种不同的酮体。酮体是一种有机分子，其氧原子通过双键与碳原子相连。禁食期间产生的三种酮体分别是是：β–羟基丁酸（BHB）、乙酰乙酸和丙酮。只有 BHB 和乙酰乙酸被用作细胞的能源。丙酮不能作能源，事实上，它是挥发性的，会随呼吸排出。

　　肝脏中的酮体一旦产生，就会被释放到血液中。然后，这些酮体通过细胞膜上一种叫作"一元羧酸转运蛋白"的物质转移到全身的细胞中。乙酰乙酸和 BHB 进入细胞的线粒体，在那里它们产生 ATP，ATP 与葡萄糖产生的能量分子相同。然而，BHB 和乙酰乙酸代谢的两个特征为细胞提供了葡萄糖没有的优势。第一个是，与葡萄糖相比，在从酮体产生 ATP 的过程中产生的自由基更少。第二个是酮体产生 ATP 的效率更高——每个酮体分子产生的 ATP 比每个葡萄糖分子产生的多。

　　人类通常有足够的脂质储存，只要他们喝水，他们就能够在不吃任何食物的情况下连续产生数周甚至数月的酮体。许多野生动物（包括人类祖先）会经历几天甚至几周的进食很少或不进食的时期。只要有足够数量的脂肪来保持酮体水平，野生动物和现代人类就能够在长期禁食状态下保持肌肉质量和功能。当脂肪储存耗尽时，肌肉开始退化，体能下降。然而，有趣的是，在饥饿期间，即使骨骼肌、心脏、肝脏、肠道和其他器官在饥饿时收缩，大脑却能维持相当长的时间。

一些采用间歇性禁食模式的人通过从手指刺取一滴血来测量血酮水平。然而，酮试纸的灵敏度检测不到禁食早期（禁食12～14个小时）酮体水平的升高。因此，几家公司正致力于开发可穿戴设备来测量呼吸中低水平的丙酮。至少有两家公司在销售呼吸酮体测量仪。一些公司甚至致力于开发测量皮肤释放丙酮的手腕装置。

细胞对间歇性禁食的反应方式增强了它们更有效地获取食物中葡萄糖和氨基酸的能力，从而用于能量和蛋白质合成。在禁食期间，当食物最终被消耗时，细胞能够快速摄取和利用葡萄糖和氨基酸。细胞外膜中的蛋白质将葡萄糖或氨基酸运输到细胞中。葡萄糖转运蛋白被胰岛素激活，这就是胰岛素降低血液中葡萄糖浓度的原因——它刺激葡萄糖从血液转运到细胞中。这种对胰岛素的反应在 2 型糖尿病患者中受损，这就是他们被称为具有胰岛素抵抗的原因。每天吃三顿大餐外加零食并且不运动的人非常容易出现胰岛素抵抗，因为他们的代谢转换从未处于适应性应激反应模式，所以他们的细胞不会经历维持和增强其胰岛素敏感度和从血液中清除葡萄糖的能力所需的代谢转换。最终，这些人变得具有胰岛素抵抗和出现高血糖。

如前所述，在禁食期间，细胞从氨基酸中减少新蛋白质的产生，并加速清除受损分子。mTOR 蛋白在运动和禁食期间以及运动和禁食后不久的细胞应激抗性模式和恢复期发生的生长模式之间起着转换作用。mTOR 蛋白控制氨基酸产生新蛋白，这是细胞生长的必需。在禁食和运动期间，mTOR 被关闭，只产生对细胞功能和维持至关重要的新蛋白质，不能产生细胞生长所需的蛋白质。当 mTOR 关闭时，一个叫作"自噬"的过程就开始了。自噬涉及受损的蛋白质、膜甚至功能失调的线粒体向一种称为溶酶体的特殊细胞器（细胞中的膜结合结构）的运动。溶酶体中的酶将蛋白质分解成氨基酸，然后再循环利用。禁食期间刺激自噬的总体结果是丢弃和回收分子"垃圾"，从而使细胞功能更好。

毒物兴奋效应和抗应激能力

　　毒物兴奋效应是指生物系统对适度环境或自我施加的挑战的适应性反应，通过这种反应，系统可以改善自身功能和对更严重挑战的耐受性。

——马克·P. 马特森和爱德华·卡拉布雷斯

　　2004 年，马萨诸塞州大学的毒理学家爱德华·卡拉布雷斯联系了我，他想和我谈谈"毒物兴奋效应"如何应用于理解和治疗大脑疾病。就像当时的大多数科学家一样，我对"兴奋"一词并不熟悉。卡拉布雷斯的研究表明，许多被归类为毒素的化学物质实际上只有在高剂量时才是有毒的，一些归为毒素的化学物质在低剂量时可能有有益的效果。细胞可以对少量的某些有害化学物质作出反应，增加它们对更高浓度的相同化学物质的抵抗力。

我发现间歇性禁食和运动的有益效果源于毒物兴奋效应（图 4.1）。在禁食和运动期间，我们身体和大脑中的细胞虽然会经历轻微的压力，但却会因此变得更强壮、更有韧性。如前

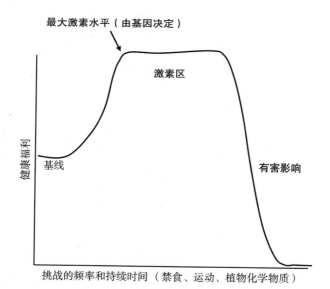

图 4.1　毒物兴奋效应图示

注：适量的禁食、运动和有害植物化学物质对健康有益，而过量的这些环境挑战会对健康产生不利影响。

两章所述，频繁的间歇性禁食可以延缓衰老，并可以预防许多慢性疾病的产生。当然，长期禁食和过度运动会导致肌肉退化，甚至死亡。但好消息是，这种极端情况不会出现在间歇性禁食和适度运动的这种非常短暂的禁食期间。

身体对间歇性禁食和运动的反应有许多相似之处。我发现可以将间歇性禁食和运动概念化为不同的"生物能挑战"，尽管细胞对这些挑战的反应幅度和时间长度不同但基本相似。剧烈运动导致骨骼肌和心肌细胞的能量需求快速增加，大脑和脊髓中神经元的活动增加。在运动期间，有供应功能的血管中的血流量增加，而流向消化器官的血流量减少。当肌肉和神经细胞的激活在运动期间增加时，钠离子（Na^+）和钙离子（Ca^{2+}）通过细胞膜中的通道进入细胞的运动增加，还出现线粒体呼吸（ATP 产生）的增加和氧自由基产生的相应增加。运动生理学家发现，增加的细胞能量需求、Ca^{2+} 内流和自由基产生介导了肌肉细胞的适应性反应，这有助于肌肉细胞在运动期间继续正常运转，然后在运动后的休息期间生长并增强其韧性。

肌肉细胞对运动的适应性反应包括激活编码蛋白质的基因，这些蛋白质可以抵消氧化应激（通过抗氧化酶），改善线粒体健康，防止受损分子的积累，修复受损的 DNA。正如本书后面所详述的那样，肌肉细胞对运动的适应性反应，类似于脑细胞对间歇性禁食的反应。关于间歇性禁食保护大脑和其他器官系统免受疾病侵害的机制，基本都集中在间歇性禁食抵抗衰老和特定疾病过程的能力上。然而，用于确定脑细胞对间歇性禁食的特定适应性反应的第二种方法借鉴了大量关于肌肉细胞如何对运动做出反应和从运动中恢复的科学文献。研究表明，耐力训练导致每个肌肉细胞中线粒体数量的增加。通过这种方式，肌肉细胞提高了在长期剧烈运动中维持能量（ATP）水平的能力。这个过程被称为"线粒体生物发生"。进一步的研究发现，一种名为"PGC-1α"的蛋白质是线粒体生物发生所需的多个基因表达的主调节因子。

2007年，当神经科学家亚历克西斯·斯特拉纳汉还是我实验室的一名研究生时，她向我展示了跑轮运动或每日禁食都会增加海马体神经元上的突触数量，而跑步和每日禁食相结合效果更加明显，甚至比单独跑步或间歇性禁食还要好。此外，她发现跑步和间歇性禁食相结合BDNF水平增加最多。程爱武的其他实验表明，BDNF可以导致神经元中线粒体数量的增加。这种"线粒体生物发生"对于突触的形成和维持至关重要。因为BDNF在运动和间歇性禁食诱导的突触形成中起着关键作用，所以运动和间歇性禁食可能刺激神经元中的线粒体生物发生。

间歇性禁食和运动协同的有益效果在器官系统中广泛存在。例如，克里斯蒂娜·马洛西和基林·莫尔表明，在两个月的时间里，每天在跑步机上训练以增加耐力的能力在隔日禁食的小鼠中得到增强，但在连续进食的小鼠中没有增强。当他们分析小鼠的新陈代谢及肌肉和肝细胞中的基因表达时，他们发现间歇性禁食会增强耐力训练期间酮体的产生，并且间歇性禁食还会增强跑步刺激腿部肌肉细胞中线粒体生物发生的能力。

　　在数百万年的进化过程中，能够在食物匮乏的状态下保持耐力的个体才有生存优势。我们要意识到，如果我们想改善我们身体的表现，这些进化上的有效机制可以为我们所用。

大脑：突触、干细胞和神经元网络活动

　　大脑的复杂功能基于神经细胞（也称为神经元）内部和神经细胞之间的协同电化学信号。人脑中有超过 900 亿个神经元，神经元之间有超过 100 万亿个连接或突触。在大脑发育过程中，神经元由干细胞产生。神经元以球形细胞开始其生命，然后扩展到几个薄的突起。其中一个突起变成长轴突，其他突起变成短树突。图 4.2 是生长在培养皿表面的神经元照片，我在 1988 年拍下了这张照片。神经元的细胞体直径约为 5 μm。在我拍摄这张照片的三天前，这个神经元和成千上万个类似的神经元被从一个小鼠胚胎的大脑中取出，放在培养皿中。在这三天里，神经元长出了树突和轴突。在接下来的日子里，轴突将继续生

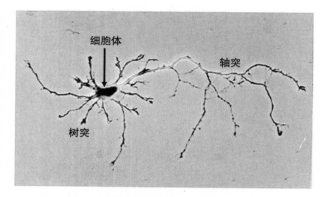

图 4.2 一张单个胚胎大鼠海马体神经元的照片

注：该神经元已经在培养物中生长了三天，在此期间，一个长的分支轴突和许多较短的树突从细胞体中生长出来。通过对这种培养的神经元进行实验，作者建立了神经递质和神经营养因子调节神经元网络的形成并在与阿尔茨海默病相关的实验模型中影响神经元变性的脆弱性的基本机制。

长，并与另一个神经元的树突相遇，从而形成一个或多个突触。对这种神经元培养的研究已被证明对理解大脑发育过程中神经元网络的形成以及阿尔茨海默病和帕金森病等疾病中的问题非常有价值。

在整个大脑中，核心神经元网络由兴奋性神经元和抑制性神经元组成（图 4.3）。谷氨酸盐是一种氨基酸，可以说是大脑中最重要的神经递质。没有谷氨酸盐，大脑是沉默的。γ－氨基丁酸能神经元可以防止神经元网络活动失控。当 γ－氨基丁酸能神经元不能适当抑制谷氨酸能神经元的活动时，就会发生

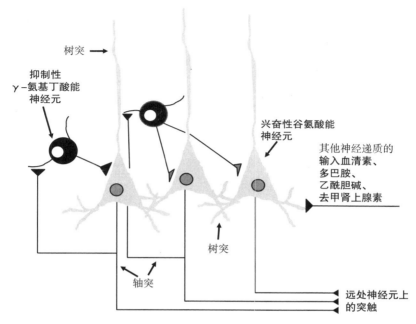

图 4.3　形成整个大脑核心神经回路的两种主要类型的神经元

癫痫。许多人没有意识到他们大脑中的绝大多数神经元是谷氨酸能，少数是 γ－氨基丁酸能，使用血清素或多巴胺作为神经递质的就更少了。许多人听说过血清素和多巴胺是因为这两种神经递质分别与抑郁和成瘾有关。血清素和多巴胺"调节"谷氨酸能神经元网络的活动，这就是它们如何对情绪和行为产生影响。

图 4.4 是丹尼斯·吉林斯在 1988 年绘制的一幅图，是我

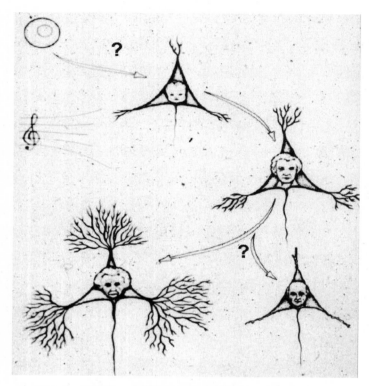

图 4.4 斯坦利·卡特在 1988 年构思的一幅图画的照片

注：该图显示了由干细胞生成的神经元的发育过程以及神经元在老化过程中的两种命运。健康成人神经元上的脸是凯特的脸，左下角的神经元上的脸是阿尔伯特·爱因斯坦的脸。左边的音乐条代表环境输入，如运动、间歇性禁食和智力挑战，这些可以决定神经元在老化过程中的命运。

的研究导师斯坦利·卡特构思的，当时我正在他位于科罗拉多的实验室做博士后。这幅图展示了神经元的发育，以及神经元在老化过程中的两种命运——要么生长和恢复，要么退化。事实证明，控制大脑发育的许多相同的细胞和分子机制在阿尔茨海默病中出现了错误。这些机制之一是神经递质谷氨酸盐和BDNF之间的相互作用。谷氨酸盐和BDNF之间的适当平衡使神经元能够蓬勃发展，而谷氨酸盐过多和BDNF过少则会导致神经元退化。

　　我的大部分研究集中在一个叫作海马体的大脑区域（图4.5）。人类海马体的形状像海洋生物海马，并显示出组织良好的神经回路。神经科学家圣地亚哥·拉蒙-卡哈尔使用了一种特殊的染色方法来可视化神经元，并绘制了它们的轴突和树突。因此，卡哈尔建立了大脑许多不同区域的神经结构。

　　来自眼睛和耳朵的信息通过汇聚在海马体上的神经回路"流动"，这就是为什么海马体中的神经回路在学习和记忆中起着关键作用的原因。在三个月的时间里，跑轮运动和间歇性禁食增加了小鼠海马体神经元树突上的突触数量。与间歇性禁食或单独跑步相比，间歇性禁食和跑步相结合会产生更多的突触。2型糖尿病减少了突触的数量，但间歇性禁食和跑轮运动增加了糖尿病小鼠海马体神经元树突上的突触数量。间歇性禁食和跑步也刺激了海马体中BDNF的增加，这表明这种神经营养因

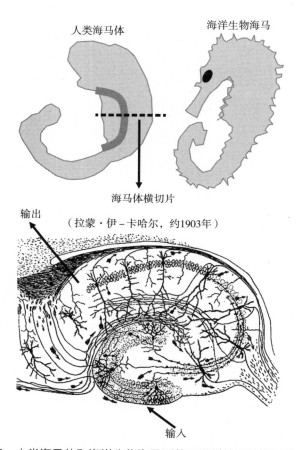

图4.5　人类海马体和海洋生物海马形状及显微镜下的海马体横切片

注：箭头显示信息是如何流入、通过和流出海马体的。横切片的绘制是由著名的诺贝尔奖获得者神经科学家圣地亚哥·拉蒙－卡哈尔于1903年完成的。

子刺激了间歇性禁食和跑步小鼠中新突触的形成。因此，至少在小鼠中，间歇性禁食和运动可以刺激新突触的形成，并可以逆转糖尿病对大脑的不利影响。

亨利埃特·范·普拉格发现，跑轮运动增加了大鼠和小鼠海马体中新生神经元的数量。干细胞位于海马体中称为"齿状回"的区域，由干细胞产生的神经元成为整合到神经回路中的齿状颗粒神经元。研究表明，间歇性禁食会增加新生神经元的数量。虽然间歇性禁食和运动刺激神经发生的机制尚未完全清楚，但来自多个实验室的证据表明 BDNF 起着重要作用。

在我的实验室做研究生时，李在文解决了衰老研究领域的一个长期难题。应激激素皮质醇曾被认为是健康方面的"坏家伙"，然而，事实证明，当大鼠或小鼠维持每日热量限制方案或间歇性禁食时，它们的皮质酮水平升高，皮质酮相当于啮齿动物体内的皮质醇。接下来的问题是，如何解释间歇性禁食对大脑和身体有好处并延长寿命，而慢性心理压力和肥胖也会提高肾上腺应激激素水平，对大脑和身体有负面影响？进入神经元后，皮质醇可以与糖皮质激素受体或盐皮质激素受体这两种受体蛋白结合。之前的研究表明，糖皮质激素受体的慢性激活，如慢性心理社会应激或糖尿病中所发生的那样，会导致海马体神经元萎缩，学习和记忆受损，但盐皮质激素受体的激活就不会有这样的结果。李在文发现，与"不良应激"不同，间歇性禁食导致糖皮质激素受体水平下降，但盐皮质激素受体水平不变，仍然很高。这一发现表明，大脑中的神经元可以对同一种应激激素做出有害或有益的反应。

酮体是间歇性禁食增强认知能力的一个重要因素。博士后克里斯蒂娜·马洛西利用培养的胚胎大鼠大脑神经元，询问BHB是否可以直接作用于神经元，使它们更有韧性，更能抵抗损伤和疾病。为了模拟禁食，她在低浓度的葡萄糖中培养神经元，当她向培养基中加入BHB时，神经元增加了BDNF的产生。然而，当她用高浓度的葡萄糖培养神经元时，这种情况没有发生。与此同时，在纽约大学赵慕志实验室工作的萨玛·苏莱曼将BHB注入大鼠大脑，发现也提高了BDNF的水平。因为BDNF可以增强学习和记忆，并且在抑郁症和神经退行性疾病的动物试验中具有治疗效果，所以这可能有助于解释为什么间歇性禁食和运动对情绪和认知以及对神经疾病的抵抗力有益。

一种叫作SIRT3的蛋白质位于神经元的线粒体中，在神经元网络对间歇性禁食的适应性反应中起着主要作用。间歇性禁食刺激小鼠海马体区SIRT3水平升高。通过记录小鼠海马体神经元的电活动，刘永发现，间歇性禁食增强了抑制性神经元的活动。这些抑制性神经元减少神经元网络中的电活动，并起到防止不受约束活动的作用，例如在癫痫发作期间的活动。间歇性禁食的这种效果并不是立竿见影的，而是需要几周的时间。第二个结论是 SIRT3 是增强 γ-氨基丁酸能抑制张力所必需的。此外，通过评估间歇性禁食对小鼠行为的影响，刘永发现间歇性禁食可以减少焦虑行为，并且 SIRT3 是减少焦虑所必需的。这些发现是值得关注的，因为线粒体以这种方式调节神经元网络兴奋性的概念以前没有被认识到。

大脑中的神经元网络需要几周时间才能适应间歇性禁食模式。尝试过间歇禁食的人表明，转换到间歇禁食膳食模式的最初"副作用"，包括饥饿、易怒和禁食期间注意力下降，需要几周时间消散。神经递质 γ-氨基丁酸活性的增加可以解释为什么这些副作用会在开始间歇性禁食的几周内消失。

身体：更强壮的心脏、肌肉和肠道

脑细胞中正在发生的事情解释了间歇性禁食如何提高认知能力并保护大脑免受损伤和疾病的影响，这一发现促进了对其他器官系统的研究。许多器官由自主神经系统控制，包括心血管和消化系统的器官。自主神经系统的副交感神经成分利用神经递质乙酰胆碱来降低心率，而交感神经成分利用去甲肾上腺素来提高心率。众所周知，间歇性禁食通过增强胰岛素刺激葡萄糖从血液进入细胞的能力来改善葡萄糖调节。这种间歇性禁食的效果与运动对血糖调节的有益效果是一致的。间歇性禁食也可能以类似于运动的方式影响心血管系统吗？为了回答这个问题，万瑞茜测量了大鼠在随意进食和转为间歇性禁食后的心率和血压。数据表明，间歇性禁食饮食的前两周，静息心率和血压降低，接下来两周进一步下降，然后保持稳定。在恢复随意进食的两周内，静息心率和血压回升到禁食前的水平。间歇性禁食的这些有益效果不会持续很长时间，就像耐力运动员停止运动时这些有益效果会消失一样。万瑞茜还对大鼠进行了压力测试，发现与随意进食的大鼠相比，间歇性禁食的大鼠的心率和血压从压力中恢复得更快。

副交感神经元的细胞体位于脊髓上方的脑干中，这些神经元的轴突位于迷走神经中，在心脏细胞上形成突触。耐力运动员的静息心率较低的原因是他们增加了副交感神经元的激活，他们的心脏更能适应压力。心脏病专家还可以计算心率变异性，或单个心跳之间时间间隔的变异性。例如，如果你的心率是每分钟 60 次，这并不意味着两次心跳之间正好有 1.0 秒，心跳之间的间隔可以从 0.8 秒到 1.2 秒之间变化。健康的人通常具有较高的心率变异性，这意味着他们的心脏非常善于改变心率以应对环境压力。久坐的人心率变异性较低，心力衰竭患者心率变异性也非常低。在大鼠和人类中，间歇性禁食通过增加副交感神经活动来增加心率变异性。

运动是大脑中产生 BDNF 的有力刺激，BDNF 可能会导致耐力运动员的静息心率和血压降低。通过增强副交感神经张力，间歇性禁食和运动也会增加心率变异性，从而增强心脏应对压力的能力。

在一项研究中，提鲁马·阿鲁穆甘发现了一个有趣的现象，即间歇性禁食影响心血管系统，从而改善其功能和抗压能力。他利用最近改进的方法来鉴定数千种蛋白质，并确定这些蛋白质在特定氨基酸上是否磷酸化以及磷酸化的程度。将小鼠分成四个饮食组：随意喂食的对照组、每天禁食 12 个小时组、每天禁食 16 个小时组和每隔一天禁食组。三个月后，小鼠被安乐死，他们的心脏组织被分析。所有三种间歇性禁食方案最显著的效果是激活所谓的环磷酸鸟苷（cGMP）途径，导致许多蛋白质被 cGMP 依赖性激酶磷酸化增加。

在这一点上，你们中的大多数人可能会想，"我不知道什么是 cGMP，也不知道它与间歇性禁食对心脏健康的有益影响的关系。"但是如果我提到一种叫作西地那非的药物呢？西地那非以商品名"伟哥"上市，而伟哥通过增加阴茎血管周围肌肉的 cGMP 水平，使其充血，从而促进勃起。事实证明，用于增加心脏病患者冠状动脉血流量的药物，如硝酸甘油和硝普钠，也会增加动脉周围平滑肌细胞的 cGMP 水平。虽然间歇性禁食是否有益于勃起功能障碍男性仍有待确定，但已表明间歇性禁食可以增加细胞中的 cGMP 水平。此外，间歇性禁食可以改善勃起功能障碍的风险因素，如肥胖和糖尿病。最近的临床试验也表明，西地那非和类似作用的药物在治疗肺动脉高压和心力衰竭患者方面是有效的，并且还可以保护心肌梗死患者的心脏细胞免受损伤。

间歇性禁食不仅有益于心脏，还可以提高骨骼肌的韧性。在没有科学证据的情况下，耐力运动员在比赛前几天"大量摄入"碳水化合物，并在马拉松、环法自行车赛和铁人三项等长距离赛事中消耗碳水化合物已经成为惯例。但这并不合理，因为事实上人类进化后在食物缺乏的状态下身体表现的很好，而酮体能够使人在禁食期间保持耐力。事实上，在我的实验室工作的博士后克里斯蒂娜·马洛西和学生基林·莫尔发现，在两个月的日常跑步机训练中，间歇性禁食的小鼠比想吃就吃的小鼠跑得更长更远。血酮水平和表现之间有很强的相关性——血酮水平越高，耐力越好。禁食的小鼠在运动中使用脂肪和酮体，而不禁食的小鼠使用葡萄糖。在实验的最后，小鼠被安乐死，它们的腿部肌肉被移除并接受许多不同的分析。正如所料，在间歇性禁食的运动期间，小鼠的肌肉细胞适应了酮体的使用。然而，更有趣的是，有证据表明间歇性禁食增加了肌肉细胞中线粒体的数量，这可能有助于提高耐力。

研究表明，间歇性禁食有助于消化系统的健康。在我成长的过程中，我们家的每个人都在早上 6:30 左右吃早餐，中午吃午餐，下午 6:00 吃晚餐，晚上 8:00 左右吃冰淇淋或一碗麦片。在这种进食模式下，肝糖原储备很少耗尽，因此酮体持续保持在低水平。1982 年，当我在爱荷华大学读研究生时，我停止了吃早餐，因为我有胃酸反流引起的胸痛问题，并且发现如果我在骑自行车去实验室之前吃早餐，我会有相当大的反流疼痛。不吃早餐减少了反流，使我能够早点到实验室。从那以后我就没吃过早餐。2013 年，我经常在傍晚跑步。就在那时，我意外地发现，当我在下午跑步前不吃午餐时，我的跑步表现会更好。从那以后，我不吃早餐，饭前运动，把每天消耗食物的时间压缩在 6 个小时内。

在西方国家中，人们由于摄入大量的卡路里、饱和脂肪酸和糖，加上久坐不动，人们的肠道健康状况很差。这样的人容易便秘，从而引发炎症性肠病，以及胃癌和肠癌。通过增加副交感神经张力，间歇性禁食可增强肠道蠕动，促进规律的排便。此外，新的证据表明，间歇性禁食促进健康的肠道微生物群建立。你的肠道中的细菌细胞比你身体其他部位的细胞要多，肠道中的细菌种类不仅对肠道本身，而且对身体其他部位甚至大脑都有重大影响。近 40 年，人们发现胃和肠道中有幽门螺杆菌的人比没有这些细菌的人更容易患溃疡。然而，只有在过去的20 年里，快速大规模分析"肠道微生物群"的方法才被应用于理解肠道中不同类型的细菌在没有疾病的情况下如何影响健康。健康人和不健康人的肠道微生物组成正在确定，粪便移植曾被用于治疗某些类型的结肠炎。粪便移植包括从肠道微生物群健康的人身上提取粪便，并将其放入由不健康的肠道微生物群引起的疾病患者的肠道中。然而，由于供体的粪便中可能存在致病性细菌菌株，因此人们正致力于用药丸形式的纯菌株或健康细菌菌株的混合物进行治疗。

大量证据表明，与正常体重的人相比，肥胖者的肠道微生物群不健康。针对肥胖人群的临床试验正在进行中。美国国立卫生研究院的李国林、弗兰克·冈萨雷斯及其同事的研究表明，间歇性禁食可以逆转小鼠的肥胖，这种效果与更健康的肠道微生物群和部分白色脂肪转化为棕色脂肪有关。将间歇性禁食小鼠的粪便移植到肥胖小鼠体内足以逆转肥胖，从而证明了肠道微生物群的关键作用。其他研究表明，肠道细菌物种的有益转变有助于通过间歇性禁食逆转小鼠的糖尿病。没有减少总热量摄入的间歇性禁食是否也能改善肠道微生物群仍有待确定，但根据显示间歇性禁食增强副交感神经元激活而与体重减轻无关的研究，这似乎是可能的。事实上，副交感神经系统活动的减少与肠道炎症和不健康的微生物群有关。

值得注意的是，肠道菌群也会影响大脑的功能，并可能影响其对疾病的易感性。在彭宁顿生物医学研究中心工作的安娜·布鲁斯·凯勒发现，将肥胖小鼠的肠道微生物群移植到正常体重小鼠体内会损害认知并导致类似焦虑的行为。需要进行对照临床试验来确定肠道微生物群是否以及如何影响人类的大脑功能。然而，人们可以想象一个可摄入"大脑健康细菌"的未来。

线粒体和细胞韧性：群体优势

在生命进化的早期，一个原始细胞被细菌入侵，细胞和细菌建立了共生（互利）关系，其中细菌提供能量，细胞反过来为细菌提供营养。经过数百万年的演进，共生细菌进化成了今天所有动物细胞中的线粒体。线粒体是由两层膜包围的香肠状细胞器。它们存在于我们所有的细胞中，其主要功能是将葡萄糖和酮体转化为 ATP、三磷酸腺苷，三磷酸腺苷是一种为细胞的生存、生长和正常功能提供所需能量的分子。除了产生 ATP，线粒体还有几个额外的重要功能。例如，它们调节细胞内钙离子（Ca^{2+}）的水平；并且它们通常充当仲裁者，通过称为"细胞凋亡"或"程序性细胞死亡"的过程来决定细胞的生死。

细胞凋亡通常发生在细胞老化或受到严重压力时。当组织遭受物理损伤或缺血（血流不足）时，如在心脏病发作或脑卒中发生时的那样，许多细胞因凋亡而死亡。当一个细胞因凋亡而死亡时，它会缩小，不会"溢出内脏"到邻近的细胞上。然后凋亡细胞被称为"巨噬细胞"的免疫细胞识别和吞噬，凋亡提供了一种从组织中选择性去除死亡细胞的方法。线粒体中发生的事件决定了细胞在受到压力时是否经历凋亡。在脑卒中和心肌梗死的动物试验中，间歇性禁食可以通过增强线粒体防止神经元因凋亡而死亡。

间歇性禁食可以增加细胞中健康、功能良好的线粒体的数量。这种增加已被证明发生在骨骼肌细胞和神经元中，并且也可能发生在其他类型的细胞中。虽然还有很多有待了解，但我们现在知道间歇性禁食对线粒体的主要影响是通过三种一般机制实现的。第一，间歇性禁食会增强线粒体吞噬，这是细胞清除功能不良的线粒体的过程；第二，间歇性禁食启动了线粒体生物发生的过程，健康的线粒体分裂并变大；第三，间歇性禁食刺激线粒体酶 SIRT3 的产生，SIRT3 提高线粒体 ATP 的产生，增强自由基的清除，并稳定线粒体膜。

100 多年前，玛格丽特·刘易斯和沃伦·刘易斯首次描述了通过线粒体吞噬，选择性去除受损和功能障碍的线粒体。如果不以有效的方式处理，功能障碍的线粒体可以杀死细胞或促进癌症，因为它们可以产生比健康线粒体多 10 倍的自由基。自由基可以杀死细胞，但也可以导致 DNA 突变，如果编码凋亡关键蛋白的基因发生突变，那么细胞可能存活并积累额外的突变，导致这类细胞不受控制的增殖，从而导致癌症。

当线粒体所在的细胞受到压力时，间歇性禁食可以增强线粒体维持其功能的能力。这在周期性遭受生物能应激的组织中得到了最好的说明，如运动（肌肉和运动神经元）和认知挑战（大脑）。最近的试验表明，间歇性禁食可以增强线粒体的抗应激能力，并可能在预防许多不同疾病方面发挥重要作用。

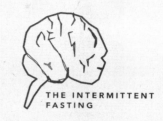

THE INTERMITTENT
FASTING

第五章

酮酯的故事

在第二章中，我指出了酮体在间歇性禁食中对身体的好处，包括在认知和耐力方面。因此，你可能会问自己：我可以只摄入酮体而不禁食吗？这个问题的答案是：并不都可以。事实证明，当酮体 BHB 和乙酰乙酸以其天然形式被摄入时，很少能通过消化道进入血液。酮体被肠道中的微生物分解和利用。事实上，肠道微生物被认为消耗了禁食期间肝脏产生的一些酮体。然而，通过摄入所谓的中链甘油三酯（MCT），酮体水平可以有所增加，而通过摄入一种化学修饰形式的 BHB，称为"酮酯"，酮体水平可以增加更多。在这一章中，我讲述了我在美国国立卫生研究院的一个生物化学家朋友如何生产酮酯的故事，然后与我和牛津大学的科学家合作进行研究，提供酮酯可以增强耐力，并可能保护大脑神经元免受阿尔茨海默病和帕金森病的影响的证据。

巴德的想法

20 世纪 70 年代，理查德·维奇（巴德）在美国国立卫生研究院工作，研究肝细胞中酮体的生化过程，并成为酮体和细胞能量代谢方面的领先专家。他利用生物化学家的专业知识，创造了一种改良形式的 BHB，可以被摄入、吸收到血液中，然后被全身的细胞吸收。他开发了一种化学反应，产生了一种称为"1，3-丁二醇"的分子，这种分子通过一种称为"酯键"的键连接到 BHB 上。巴德制造这种"酮酯"的原因是，他预计丁二醇会保护 BHB 在肠道中不被分解，从而使酮酯进入血液。巴德知道，身体和大脑中的所有细胞都含有一种叫作"酯酶"的酶，这种酶会破坏酯键，所以他预计，一旦酮酯进入体内，酯酶就会释放出 BHB。

2010 年，在维奇实验室工作的科学家柏谷义弘发现，当大鼠被喂食含有酮酯的食物时，它们血液中的 BHB 水平增加到与长时间禁食时一样高的水平——高达 5mmol/L。这是第一个证据表明，即使肝脏葡萄糖储存没有耗尽，BHB 水平也可以增加，相比之下，当大鼠被喂食棕榈油时，血液中的 BHB 水平没有增加，棕榈油可以分解为酮体的脂肪酸前体。原因是，除非肝脏中的葡萄糖被耗尽，否则脂肪酸不会用于产生酮体，而是储存在脂肪细胞中。柏谷义弘还分析了大鼠的脑组织，发现与未喂食酮酯的大鼠相比，喂食酮酯的大鼠具有更有效的脑细胞能量代谢功能。

保护大脑免受阿尔茨海默病的侵害

维奇知道我是美国国立卫生研究院研究阿尔茨海默病的顶尖专家，并且我在 2007 年发表了一项研究，我们在该研究中表明，间歇性禁食可以保持阿尔茨海默病小鼠模型的学习和记忆能力。因此，他联系到我，问我是否愿意合作进行一项研究，看看酮酯是否对我们的阿尔茨海默病小鼠模型有益。正如我在本书前面提到的，我们使用基因工程方法制造了 3xTgAD 小鼠，随着年龄增长，这些小鼠在大脑中积累淀粉样斑和神经原纤维缠结，导致学习和记忆的损伤。我们决定让柏谷义弘来我的实验室，与万瑞茜、埃坦·奥肯和穆罕默德·莫格一起进行实验。他们将 3xTgAD 小鼠分为两组：一组喂食酮酯饮食，另一组提供相同热量的控制饮食。小鼠通常活不到 3 年。这种饮食是在中年小鼠（8~9 个月大）疾病的早期开始的，当时它们有一些淀粉样斑和神经原纤维缠结，但只有轻微的认知障碍。这些小鼠在一岁时接受了学习和记忆测试，在 15 个月大时又接受了一次测试。他们还测试了它们的焦虑水平，因为我的实验室之前发现 3xTgAD 小鼠会变得异常焦虑。

小鼠的学习和记忆能力用两种不同的方法测试。一种测试叫作"水迷宫测试"，我们有一个定制的游泳池，直径约 1.5m，

高 1m。水池里有水，我们通过在其中溶解无毒的白色涂料使
之变得浑浊。直径约为 10cm 的平台位于离水池边缘约 15cm 的
位置，平台的顶部浸没在水面下约 1.2cm。因为水很暗，小鼠
看不到平台。为了进行测试，将一只小鼠放在水池中，面朝平
台对面的边缘。小鼠不喜欢待在水里，所以随机游动，试图找
到离开水池的路。第一次把小鼠放在水池里，它会偶然发现隐
藏的平台。记录下小鼠找到平台的时间，然后将小鼠从水池中
取出，用毛巾擦干，并静置约 10 分钟。然后将小鼠再次放入水
池中，并记录其找到平台所需的时间。这一过程在同一天对每
只小鼠重复两次，在接下来的 5 天里每天重复 4 次。正常的小
鼠会使用房间墙上的视觉标记来记住平台在水池中的位置，因
此在 5 天的测试中，它们找到平台的时间会越来越短。相比之
下，随着 3xTgAD 阿尔茨海默病小鼠年龄增长，它们记忆平台
位置的能力将受到损害，因此在 5 天的测试中，它们找到平
台的时间不会减少。在对隐藏平台进行最后一次测试的第二
天，平台被移走，每只小鼠都被放在水池中，它在平台曾经
被隐藏的地方游泳的时间被确定为小鼠记忆力的另一个衡量
标准。

　　结果很明显。酮酯改善了阿尔茨海默病小鼠的学习和记忆
能力，接受酮酯的阿尔茨海默病小鼠学习和记忆平台在游泳池
中的位置比对照组中的阿尔茨海默病小鼠明显更快。

　　阿尔茨海默病患者经常表现出焦虑。使用两种不同的测试来评估接受或不接受酮酯的阿尔茨海默病小鼠的焦虑水平，这两种测试都测量小鼠是否愿意冒险进入开放空间。如果你的房子里曾经有过大鼠（或小鼠），你可能会注意到它们待在靠近墙壁的地方，而不会跑到房间中央。户外的野生小鼠也会避开开阔的空间，因为它们在开阔的地方更容易被鹰、狐狸或其他捕食者发现并被捕死。在进化过程中，那些因焦虑而不敢冒险进入开放空间的个体更有可能生存下来，并将他们的"焦虑基因"遗传给下一代。当然，安全感和对潜在威胁生命情况的恐惧也是人类进化的重要因素。事实上，焦虑症、过度焦虑和担忧导致的临床抑郁症是现代社会中最常见的精神健康疾病，这种焦虑症在狩猎采集社会中几乎不存在。在这里描述的阿尔茨海默病小鼠的研究中，我们发现酮酯在减轻它们的焦虑方面非常有效。

　　在酮酯研究结束时，对小鼠实施安乐死，并将它们的大脑切成薄片。正如患有阿尔茨海默病的人类一样，3xTgAD 小鼠的海马体中出现了大量淀粉样斑和神经原纤维缠结，海马体是一个在学习和记忆中起重要作用的大脑区域。为了确定酮酯是否减少了海马体淀粉样斑和神经原纤维缠结的数量，我们使用了抗淀粉样蛋白和 Tau 蛋白的抗体，用显微镜观察和定量斑块和缠结。与对照组相比，喂食酮酯的阿尔茨海默病小鼠大脑中的淀粉样斑和神经原纤维缠结明显减少。

神经科学家史蒂芬·库奈纳使用了一种称为"正电子发射断层显像"的大脑成像方法，来研究当人们处于生酮饮食时，脑细胞是否可以利用酮体代替葡萄糖。他发现这确实是真的，阿尔茨海默病患者的脑细胞也可以使用酮体。这一点很重要，因为几十年前就已经知道阿尔茨海默病患者的神经元利用葡萄糖的能力受损。我们在20世纪90年代发现，这个问题的可能原因是淀粉样蛋白，它对一种"葡萄糖转运体"蛋白质造成损害，这种蛋白质将葡萄糖通过膜转移到神经元。库奈纳的发现表明，在阿尔茨海默病患者中，"酮转运蛋白"仍然具有功能，因此当酮体水平升高时，神经元能够发挥作用。这至少可以部分解释为什么酮酯饮食在保护阿尔茨海默病小鼠的神经元免受功能障碍和退化方面如此有效。

在罗马帝国时代，人们相信一个癫痫发作的人会抽搐，是因为他被魔鬼附身了。他们发现，如果这个癫痫发作的人被关在一个房间里几天，并且不给食物，那么这个人的魔鬼症状就会消失。"魔鬼"离开的科学原因很可能是在食物剥夺期间，人的酮体水平增加，酮体抑制了癫痫发作。事实上，治疗癫痫患者的神经科医生可能会开出含有大量脂肪、很少或没有碳水化合物的生酮饮食。但是，在罗马帝国时代，人们不知道为什么禁食和酮体能抑制癫痫发作。最近的研究表明，酮体增强了抑

制性神经递质 γ-氨基丁酸的活性，从而防止了癫痫发作。

神经元网络中不受控制的活动不仅发生在癫痫患者中，也发生在阿尔茨海默病患者中。事实上，与没有患阿尔茨海默病的人相比，患阿尔茨海默病的人更有可能经历癫痫发作。这种"过度兴奋"部分源于阿尔茨海默病早期抑制性 γ-氨基丁酸神经元的退化。在我的实验室工作时，郑爱武利用基因工程和杂交繁殖技术培育出了小鼠，当淀粉样蛋白开始在它们的大脑中积累时，它们会出现癫痫发作。这些小鼠最终死于严重的癫痫发作。这些小鼠证明了酮酯在保护神经元免受阿尔茨海默病侵害方面的作用。当小鼠被喂食含有酮酯的食物时，它们没有出现癫痫发作，也没有死亡。酮酯在保护 γ-氨基丁酸能抑制神经元方面非常有效，从而将神经元网络兴奋性保持在正常范围内。酮酯在轻度认知障碍或阿尔茨海默病患者中的临床试验目前正在进行中，预计结果将在未来三年内公布。

此外，不仅在阿尔茨海默病中，在正常衰老过程中，大脑中的神经网络活动也会出现显著的过度兴奋。石溪大学的莉莉安·穆希卡-帕拉迪最近分析了不同年龄人群的大脑 fMRI 数据，发现神经元网络活动在大约 50 岁以后变得越来越不稳定。该研究还表明，食用酮酯和禁食可以增强神经元网络的稳定性。由于衰老是阿尔茨海默病的主要风险因素，而禁食会增加酮体水平，穆希卡-帕拉迪的发现与间歇性禁食可以降低阿尔茨海默病风险的可能性是一致的。因为间歇禁食和酮酯可以稳定神经元网络的活性，所以可以预期它们将有益于预防和治疗阿尔茨海默病。

黄色领骑衫

牛津大学的基兰·克拉克和皮特·考克斯正在做一项关于耐力训练的出色研究。克拉克研究心脏细胞的能量代谢以及心脏如何对压力和缺血做出反应，而考克斯研究了运动生理学的各个方面。他们想出了一个计划来测试酮酯增强耐力的可能性。在一项对大鼠的研究中，他们发现，与食用缺乏酮酯食物的对照组大鼠相比，食用酮酯食物的大鼠能够在跑步机上多跑30%的距离。他们还测量了心脏细胞的 ATP 水平，发现酮酯提高了细胞的能量水平。在同一项研究中，酮酯增强了学习和记忆能力，这证实了我们以前在阿尔茨海默病小鼠中的发现，并进一步表明健康个体的大脑也可能受益于酮体水平的升高。

下一步是看酮酯是否能提高运动员的耐力。这就是故事变得更加有趣的地方。牛津大学的科学家对 39 名优秀的自行车运动员进行了五项独立的研究。在所有五项研究中，他们发现酮酯通过为肌肉细胞在其线粒体中有效产生 ATP 提供燃料，从而提高了自行车运动员的成绩。服用酮酯的自行车运动员血液中的乳酸水平也较低，这与他们跑得更快更久而不疲劳的能力一致。在研究结果公布后，研究中的自行车运动员急于知道他们是否可以在比赛前和比赛中服用酮酯（液体形式）。

2012 年之前，没有英国车手赢得过环法自行车赛。从那以后，一名英国车手在 9 年的巡回赛中赢得了 6 次冠军，因此穿上了黄色领骑衫。我可以非常自信地告诉你，那些英国骑手正在使用酮酯，许多其他骑手现在也在使用它来提高他们的耐力。没关系，世界反兴奋剂机构批准运动员使用酮酯，它认为这是一种膳食能量来源。的确如此，它与人体在禁食期间产生的酮体（BHB）是一样的。

与此同时，基兰·克拉克与杰弗里·吴建立了伙伴关系，后者已经对间歇性禁食和酮体产生了浓厚的兴趣。吴创办了一家公司，生产和销售含有酮酯的饮料。布里安娜·斯塔布斯是参与牛津大学自行车运动员研究的博士后之一，被招募来帮助发起酮酯的研究。斯塔布斯是一名赛艇运动员，在 2013 年和 2016 年的世界赛艇锦标赛上为英国赢得了两枚金牌。其他公司也在销售一种酮酯，许多运动员现在正在使用它来提高他们的成绩。

除了确定药物用于人体是否足够安全，美国食品药品监督管理局（FDA）还评估食品添加剂的安全性。如果确定添加剂是安全的，就给予该添加剂"公认安全"（GRAS）的批准。为了做出这个决定，FDA 必须从人体研究中获得数据。因此，FDA

在连续 5 天服用酮酯的健康人群中进行了安全性研究，并评估了其副作用。FDA 测试了 3 种不同剂量的酮酯，3 种剂量均未出现重大副作用，最高剂量仅出现轻微胃肠道症状。因此，美国食品药品监督管理局指定酮酯为公认安全，这很重要，因为它促进了酮酯在临床试验中的应用。在我写这篇文章的时候，一项针对认知障碍老年人的试验正在进行中。

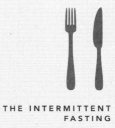

THE INTERMITTENT
FASTING

第六章

饮食结构与大脑健康

　　总的来说，饮食对大脑影响的研究落后于饮食与肥胖、糖尿病、心血管疾病和癌症的研究。其中一个主要原因是早期的流行病学研究只关注医疗记录和死亡证明中记载的常见健康状况。流行病学研究需要从大量人群中获取数据，然后对数据进行分析，以确定两个或更多因素之间是否存在显著关联。例如，20 世纪 40 年代在波士顿开始的弗雷明汉研究的数据提供了一些最早的证据，表明与胆固醇和血压水平较低的人相比，胆固醇水平高和血压高的人更有可能患心血管疾病并死于心脏病发作。对心脏病动物模型的研究和对导致早发性动脉粥样硬化的基因突变的鉴定研究，揭示了高胆固醇水平可导致心脏病。进一步的研究表明，定期运动、限制富含胆固醇和饱和脂肪酸的食物和间歇性禁食可以降低低密度脂蛋白（"坏"）胆固醇的水平，同时增加高密度脂蛋白（"好"）胆固醇的水平。

　　但是流行病学研究的结果是有问题的，并且经常导致关于饮食对健康影响的错误结论。原因很简单，因为食用相对大量的饮食因素 X 与疾病 Y 有关，并不意味着因素 X 会导致或增加患疾病 Y 的风险。相反，仅仅因为饮食因素 Z 与疾病 Y 有关，并不意味着因素 Z 可以预防疾病 Y。有证据表明血液中胆固醇水平高对心脏有害，许多人，包括研究这一问题的科学家，得出结论，应该避免吃含有胆固醇的食物。鸡蛋含有胆固醇，因此流行病学家旨在确定经常食用鸡蛋的人是否更容易患心脏病。早期的研究表明两者有关联。然而，这类研究的一个问题是，吃鸡蛋可能与患心脏病的风险无关。相反，吃鸡蛋的人也可能有另一个增加风险的习惯。例如，与那些很少或不吃鸡蛋的人相比，他们可能运动得更少，吸烟更多，或吃更多含有饱和脂肪酸的红肉。事实上，许多研究表明，饱和脂肪酸可以提高胆固醇水平，促进动脉粥样硬化，并增加心肌梗死的风险。

遗传因素会混淆结论。例如，在一个假设的场景中，你和我对分布在纽约市的大量人群进行了一项研究，旨在确定高血压的饮食风险因素。在分析数据后，我们发现食用姜黄和高血压之间有很强的相关性。我们公布了这些发现，几家主要的媒体用诸如"新研究发现姜黄香料导致高血压"的标题报道了这些发现。然而，对于我们的流行病学研究结果有一个不同的解释：印度人（来自印度）的饮食包括大量的姜黄，但是研究已经确定印度人有高血压的遗传倾向，不管他们的饮食如何。

很可能当你还是个孩子的时候，你的父母告诉你"早餐是最重要的一餐。"从历史上看，定期食用早餐是农业革命的结果，当时种植和培育了农作物，驯养了肉食动物。这使得大量谷物、鸡蛋和肉类的生产成为可能，而这些在早上就可以得到。这种日常习惯与狩猎采集者形成了鲜明的对比，后者早上醒来就必须开始寻找食物。

戴维·阿利森对早餐和健康的文献研究可能比任何人都多。他得出的结论是，吃早餐既不促进也不能预防肥胖和相关疾病。2013 年，他在《美国临床营养学杂志》上发表了题为"证据之外的信念：利用早餐对肥胖的影响来展示两种扭曲科学证据的做法"的文章。他的结论是，许多关于早餐和健康的研究充满了两个主要缺陷——研究设计缺乏证明价值和结论报告不准确。早餐本身对健康没有好坏之分。作为间歇禁食饮食模式的一部分，不吃早餐可能是健康的。这一章从大脑健康的角度描述了哪些食物应该避免，哪些应该包含在你的饮食中。事实证明，在饮食构成方面，大脑并没有什么特别独特的地方。对心脏不好的就是对大脑不好，对心脏好的就是对大脑好。当然，有成千上万本关于饮食和健康的书，还有一些是关于饮食和大脑的。许多书籍关注特定的饮食成分，如糖、盐、ω-3 脂肪酸等。科学证据表明，健康饮食有三个简单的原则：第一，避免摄入单糖（葡萄糖、果糖、蔗糖）、高盐食品、油炸食品和高度加工食品；第二，食用各种蔬菜、水果、坚果、全谷物、豆类和鱼类以及适量的奶制品；第三，用特级初榨橄榄油烹饪。

对糖和加工食品说不

一项令人信服的研究表明，增加简单糖类的摄入，包括葡萄糖、蔗糖和果葡糖浆（HFCS），对身体健康和大脑健康非常不利。对实验动物的研究表明，摄入果糖会导致肥胖，并且肥胖的程度比摄入等量的葡萄糖或蔗糖更严重。显然，通过尚未完全了解的机制，果糖降低代谢率，从而促进脂肪积累和胰岛素抵抗。在过去 40 年中，美国 HFCS 消费量的增加与肥胖症和糖尿病的增加之间存在显著的对应关系（图 6.1）。加里·陶布斯在新书《抗糖现状》中描述了过量摄入糖（包括 HFCS）导致人们肥胖和生病的证据，并且制糖业试图用类似于烟草业的方法掩盖证据。在这里，我将重点关注摄入大量糖分和高度加工食品对大脑的鲜为人知的负面影响。

2008 年，亚历克西斯·斯特拉纳汉在中年雄性大鼠中进行了一项研究。她给大鼠喂食高饱和脂肪酸的食物，让它们喝含有 HFCS 的水。控制大鼠吃素食食物。8 个月后，摄入过量糖的大鼠比控制饮食的大鼠体重增加更多。然后，斯特拉纳汉用迷宫实验来评估两组大鼠的学习和记忆能力。迷宫实验测试它们记住以前走过的路的能力，这种空间导航需要髋关节中功能良好的神经回路。与喂食正常健康饮食和普通饮用水的大鼠相

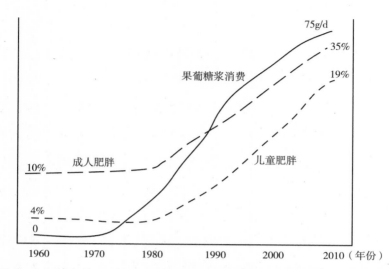

图6.1　在过去的40年中，美国成人和儿童肥胖症的急剧增加与果糖消费量的增加密切相关

注：数据来源于美国疾病预防控制中心。

比，高饱和脂肪酸饮食大鼠表现出学习和记忆受损，海马体神经元上的突触数量减少。斯特拉纳汉还刺激轴突和记录轴突通过突触连接的神经元来评估海马体中神经回路的功能。她发现，在 HFCS 和高脂肪饮食的大鼠中，海马体突触对强烈刺激的反应能力受损。此外，快餐饮食导致海马体中 BDNF 的数量减少，这可能解释了学习和记忆受损的原因。

南加州大学的斯科特·卡诺斯基的实验室研究表明，青少年大鼠饮用含有 HFCS 的饮用水，含量与广泛消费的软饮料中的 HFCS 含量相似，其学习和记忆受到损害。此外，他发现，当年轻的大鼠只吃了一个月的 HFCS，它们的学习和记忆在五个月后的测试中受损。如果饮用 HFCS 对人类认知能力产生类似的不利影响，那么这对经常饮用含 HFCS 饮料的儿童的大脑健康来说可不是什么好兆头。因为我们越来越多地了解到孕妇的饮食会影响孩子的大脑发育，所以我将在下一章花很多时间来讨论这个重要的话题。

几项研究表明，肥胖和糖尿病损害人类的认知能力。与正常体重的儿童和成人相比，肥胖儿童和成人在学习和记忆测试中表现更差。例如，剑桥大学的露西·切克测试了 50 名年轻成人（18~35 岁）的记忆力，这些人的身体质量指数差异很大，从正常低体重（18）到严重肥胖（51）。她使用了一个基于计算机的寻宝任务，测试参与者在两个不同的场景（一个场景在第一天，另一个在第二天）中什么时候在什么地方做了什么的能力。然后他们必须回忆起他们藏了什么食物，藏在哪里，什么时候藏的。切克发现，身体质量指数和记忆能力之间存在显著的负相关关系，因此身体质量指数较高的人比身体质量指数较低的人表现更差。脑成像研究还表明，腹部肥胖和糖尿病患者的海马体比正常体重的人要小。因为过度消耗葡萄糖、蔗糖和 HFCS 会增加患肥胖症和糖尿病的风险，所以为了保持大脑功能良好，应该避免吃这些富含单糖的食物。

但是糖并不是加工食品中唯一对大脑有害的成分。其他还有盐（钠）、饱和脂肪酸和反式脂肪酸。过多的盐会导致或加剧高血压。高血压是脑卒中的主要风险因素，并会增加患血管性痴呆（由"小脑卒中"导致的记忆障碍）和阿尔茨海默病的风险。强有力的证据表明，食用大量红肉和油炸食品的人患心血管疾病的风险增加。在 20 世纪 80 年代，这种对饱和脂肪酸的恐惧导致了使用植物油代替动物油脂来烹饪的重大改变。含有植物油的人造黄油被宣传为比黄油更健康。然而，用于大规模生产植物油和人造黄油的方法涉及"氢化"，这是一个将氢原子加入脂肪酸碳链的过程，从而减少植物油中不饱和键的数量。这些加工脂肪被称为"反式脂肪酸"。它们通常由玉米油制成，并被广泛使用，但没有研究表明它们是否真的比饱和脂肪酸更健康。当研究完成后，发现它们和饱和脂肪酸一样糟糕甚至更糟。幸运的是，加工食品中的反式脂肪酸已经基本消除。

　　但是我们仍然面临这样一个事实：摄入大量的动物油脂会对心血管系统和大脑产生不利影响。这已经在动物研究中清楚地显示了出来，在动物实验中，给啮齿动物喂食饱和脂肪酸含量高的食物，如猪油。在阿尔茨海默病和帕金森病的动物模型中，食用这些脂肪会损害学习和记忆，并会加速疾病进程。

　　好消息是，我们现在知道几种类型的脂肪有益于身体健康和大脑健康。特级初榨橄榄油是一种这样的脂肪，鱼油是另一种。ω-3脂肪酸对身体健康和大脑健康都有好处。ω-3脂肪酸在鱼类中含量很高，在某些植物中含量也很高，包括孢子甘蓝、亚麻籽和核桃。根据我们目前对脂肪和大脑健康的了解，使用橄榄油烹饪，食用含有ω-3的植物，用鱼肉代替红肉似乎是明智的。

多样化是大脑健康的调味品

世界上人们寿命最长、慢性病发病率最低的地方是那些饮食主要由各种各样的植物组成、很少或没有糖、很少或没有红肉的地方，如意大利的撒丁岛、哥斯达黎加的尼科亚半岛、希腊的伊卡利亚。肥胖、糖尿病和心脏病在这些地方的人群中几乎不存在。还应该指出的是，这些区域的人很少吸烟，并且积极参加体育活动和社交活动。尽管他们都以素食为主，但他们食用的具体植物各不相同。例如，撒丁岛人采用地中海饮食，他们摄入的热量有将近一半来自全谷物，只有大约5%来自肉类（主要是鱼和家禽）。与现代国家其他地区的人（每天摄入超过2 500卡路里）相比，这些区域的人都有相对较低的卡路里摄入量（每天不到2 000卡路里）。

对人们进行特定饮食和各种健康指标测量的研究支持了这

样一种观点，即以素食为主的饮食和食用鱼类最有利于身体健康。在这样的随机对照试验中，对地中海饮食的研究是最深入的，这种饮食包括大量的蔬菜、水果、全谷物、豆类和坚果。橄榄油是脂肪的主要来源，还包含适量的乳制品、鸡蛋和肉类。佛罗伦萨大学的莫妮卡·迪努和她的同事最近回顾了涉及近1300万人的流行病学研究和随机对照试验的结果，他们得出结论，表明地中海饮食降低了心血管疾病、糖尿病、神经退行性疾病和一些癌症的风险。

强有力的证据表明，包括各种蔬菜、水果、全谷物、坚果、鱼和一些奶制品（尤其是酸奶）的饮食对大脑健康有益。但是仅在少数情况下，才确定食用这种饮食中的特定化学成分对大脑功能的明显影响。适量的咖啡因可以提高认知能力。在动物实验中显示出前景但未能对人类认知能力产生明显有益影响的膳食成分包括 ω–3 脂肪酸、银杏和维生素 D。由于此类研究时间相对较短（如几个月），因此当长期食用时，这些膳食成分中的一些可能会减缓与年龄相关的大脑功能衰退，但这一结果仍有待确定。

几十年来，人们一直大肆宣传"抗氧化剂"对健康的益处。莱纳斯·鲍林普及了这样一种观念，即通过摄入大量的某些直接与自由基相互作用并中和自由基的化学物质，可以延缓衰老和预防疾病。他是一名化学家，因发现化学键的本质而获得诺贝尔奖。鲍林建议，普通感冒和癌症可以通过服用大量维生素C来治愈，但没有提供实证。随后的临床对照试验证明鲍林是错的。然而，抗氧化膳食补充剂行业还是起飞了，有健康意识的公众被一种简单的健康疗法的吸引力所催眠——"服用维生素C、维生素E、银杏、乙酰肉碱等，你就会健康。"不幸的是，事实并非如此。

你知道越来越多的膳食补充剂被虚假地宣传说它们能改善你的记忆。一个主要的例子是 Prevagen（一种保健品），它被宣传含有水母发光蛋白，一种存在于某些水母中的蛋白质。然而，事实是，任何经口摄入的蛋白质都会被胃中的酶分解成单个的氨基酸。水母发光蛋白将在消化过程中被破坏。美国食品药品监督管理局开始打击关于此类产品的毫无根据的健康主张。

但是健康饮食对低收入的人来说通常是困难的，因为许多大脑健康食品比"浪费大脑"的糖和加工食品更贵。然而，在预算紧张的情况下吃健康的饮食是可能的。事实上，那些健康区域的人们并不富裕。你可以从他们的饮食中吸取教训，从豆类、全谷物（燕麦片、全麦等）、山药、红薯中获取大量的每日复合碳水化合物热量。也有相对便宜的鱼类，如沙丁鱼。洋葱、大蒜和姜黄可以用来增加蔬菜的味道，橄榄油和坚果可以批量购买。苹果、李子和香蕉是很好的水果，相对来说也不贵。这种饮食中可以包括适量的牛奶和鸡蛋。至于饮料，水和茶或咖啡是大多数日子里唯一需要饮用的饮料。有幸拥有一个院子的人可以自己种菜。

收集可食用的植物和蘑菇也是一种运动的好方法。事实证明，许多被认为是杂草的植物是可以食用的。许多优秀的书籍和网站都致力于推广食用野生植物和蘑菇。几年前我开始觅食，在我住的地方附近的国家公园和其他林区发现了许多可食用的蘑菇。越来越多的科学证据支持食用蘑菇作为健康饮食的一部分。在我们的院子和邻近的森林边缘生长着数量惊人的可食用植物，包括蒲公英、大蒜、洋葱、菊苣和野生覆盆子。但是为什么这样的植物对健康有益呢？

素食者的优势：什么不会伤害你

营养学家和膳食补充剂的营销人员无意中声称，植物中对健康有益的化学物质是抗氧化剂，可以直接吸收自由基。过去20年的研究揭穿了这个神话，表明有益的植物化学物质通过一种非常不同的机制发挥作用，化学防御是植物防止动物过度消耗它们的主要机制。我在思考如何将含有大量蔬菜和水果的饮食降低年龄相关疾病风险的明确证据与抗氧化剂临床试验的失败相调和时，提出了一个基于植物和动物之间的进化关系的新假设。

　　需要回答的两个主要问题是：第一，为什么植物会产生这么多不同的化学物质？第二，我们身体和大脑中的细胞对这些植物化学物质有什么反应？事实证明，植物中的许多化学物质，特别是那些集中在它们的重要部位（芽、皮、种子和根）的化学物质具有阻止昆虫、食草及杂食动物食用它们的功能。在制造人造杀虫剂之前，有一个庞大的天然杀虫剂或生物杀虫剂行业，这种有毒化学物质被称为"天然杀虫剂"或"昆虫拒食剂"。这个过程的测试从各种植物中提取的特定植物化学物质开始，以确定它们的驱虫能力——它们的"拒食效力"，但是因为这些植物有食用价值，所以动物食用这些植物而不生病是有利的。事实上，食草动物和杂食动物进化出四种主要机制来耐受有害植物化学物质的摄入，从而使它们能够消耗足够量的植物部分（水果、坚果、叶子、根）来获得植物所含的大量营养物质（碳水化合物、蛋白质和脂肪）。

　　大多数植物防御机制通过阻止取食和产卵，或通过损害幼虫生长而不是杀死昆虫的方式来阻止被食用。

　　　　　　　　　　　　　　　　　　　　——奥彭德·库尔

　　前两种机制减少了进入循环的植物化学物质的数量。有毒的植物化学物质具有非常苦的味道，如果味道太浓，就会导致避免摄入该植物材料。一个很好的例子是，大多数尚未成熟的水果表皮中苦味化学物质的浓度相对较高——想想绿色的西红柿。随着水果成熟，有毒化学物质的浓度降低，水果变得可口。防止过量服用有毒植物化学物质的第二种机制是呕吐。

第三种机制涉及肝脏中的酶，其快速降解和改变植物化学物质，使其易于在尿液中消除。这些酶被称为 p450 蛋白质，它们通过防止化学物质在血液和身体及大脑细胞中的积累，使动物能够食用含有有毒化学物质的植物。当你吃植物时，这些化学物质只在你的体内停留相对较短的时间，通常是 10 分钟到 1 小时左右。这段时间很重要，因为它阻止了这些潜在有毒的天然植物化学物质的大量积累。在食用蔬菜或水果后，它还允许细胞的恢复。这些天然生物杀虫剂的快速消除与人造杀虫剂（如 DDT）形成对比。因为动物在进化过程中从未接触过 DDT，所以它们没有能够清除 DDT 的肝酶。因此，大量此类杀虫剂在组织中积累，可能会导致疾病和死亡。

细胞兴奋是减轻植物化学物质潜在毒性作用的第四种机制，这种机制可以解释蔬菜、水果、坚果、咖啡、茶和其他含有植物化学物质的食物的大部分（如果不是全部）对健康有益。植物化学物质激活一种或多种适应性细胞应激反应信号通路。除了必需维生素之外，在对照研究中证明对健康有益的植物化学物质通过在食用它们的动物或人类细胞中引起温和的应激反应来发挥作用。我实验室的科学家和其他人已经阐明了一些广为人知的和摄入的植物化学物质增强细胞抗应激的方式。

2015 年，我为《科学美国人》写了一篇文章，题为"什么不会伤害你"，主要包含了以下信息。

　　植物没有逃避捕食者的选择。因此，它们发展了一套复杂的化学防御系统来抵御那些想把它们变成食物的昆虫和其他生物。

　　植物用来对抗捕食者的毒素在水果和蔬菜中被我们少量消耗。接触这些化学物质会引起轻微的应激反应，从而增强我们体内细胞的韧性。对这些压力的适应，一个被称为兴奋的过程，对健康有很多好处，包括防止大脑紊乱，例如我们从吃西蓝花和蓝莓中获得这些好处。

　　植物产生的抵御害虫的化学物质刺激神经细胞，从而保护大脑免受阿尔茨海默病和帕金森病等疾病的影响。

几个广泛摄入的植物化学物质增加了细胞对疾病的抵抗力，这证明了它们的益处。咖啡因可能是摄入最广泛的植物化学物质，它对神经元的作用尤其显著。咖啡因影响神经元中的几个信号通路，增强注意力和认知能力。它激活参与学习和记忆以及神经抗应激性有关的基因，包括编码 BDNF 和 PGC-1α 的基因，后者是一种对线粒体生物发生至关重要的蛋白质。植物化学物质姜黄素和萝卜硫素分别在姜黄和西蓝花中大量存在，它们激活细胞质中一种叫作"Nrf2"的蛋白质。Nrf2 随后进入细胞核，并激活几个编码抗氧化酶的基因。白藜芦醇是一种在红葡萄中含量相对较高的化学物质，它可以激活 SIRT1 酶，进而调节基因，保护细胞免受压力。洋葱和许多不同种类的浆果含有槲皮素，这是一种可以刺激自噬的化学物质。有趣的是，正如本书中所描述的那样，间歇性禁食也可以刺激所有这些适应性应激反应机制。

所有有益的植物化学物质都有苦味，证明了它们作为天然杀虫剂或拒食剂的进化作用。你认为昆虫为什么不吃咖啡豆和茶叶？答案是这些植物含有高浓度的咖啡因，这对昆虫是有害的。咖啡因有一种非常苦的味道，摄入过多可能对人体有毒，甚至致命，正如多起咖啡因过量致死的报告所证明的那样。你尝过 100% 的可可吗？它的苦味是由植物化学物质，如表儿茶素和可可碱带来的，适量的植物化学物质对健康有益。人类可以忍受食用大量的黑巧克力，但一些动物却不能，最明显的是狗，因为它们缺乏能使可可碱解毒的肝酶。这是一个很好的例子，不同的动物有不同的剂量反应兴奋曲线。在这种情况下，与人类相比，狗的可可碱曲线向左移动。也就是说，狗不能忍受人类容易忍受的这种植物化学物质的量。因为狗进化为从不食用含有可可碱的植物的食肉动物，所以它们没有理由进化出解毒可可碱的酶。我很高兴人类进化成杂食动物，因为我喜欢吃黑巧克力！

　　重要的是，用人造杀虫剂处理植物时，植物产生的有益植物化学物质会减少。受到昆虫的侵袭会导致植物产生更多对我们健康有益的植物化学物质。使用杀虫剂导致的植物化学物质产量的下降是有道理的：当一种人造化学物质为昆虫提供防御时，植物为什么还要费心发动自己的防御呢？因此，除了不含人造杀虫剂外，有机种植的植物还含有相对较多的有益健康的植物化学物质。

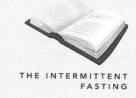

THE INTERMITTENT
FASTING

第七章

说给爸爸妈妈们的话

父母的生活方式会对孩子的健康产生巨大的影响。与父母久坐不动、摄入过量高热量食物的儿童相比，父母经常运动、饮食健康的儿童更有可能接受这样的生活方式。最近的研究表明，父母的新陈代谢健康状况的好坏会影响他未来的孩子是否更容易患肥胖症、心脏病和某些大脑疾病。一个令人不安的例子是，怀孕期间超重和胰岛素抵抗的女性所生的孩子患孤独症的风险增加。这一知识可能会促使超重妇女在怀孕前通过定期运动和间歇性禁食来改善健康。

我为《认知科学趋势》杂志写的文章"从进化的角度看为什么食物过度消费会损害认知"中的三段引文抓住了这一章的主旨。

特别值得关注的是，久坐不动的生活方式会造成儿童代谢紊乱。

久坐不动的生活方式对儿童大脑发育和认知不利。同时，营养过剩的父母孕育的后代更容易肥胖，并且认知结果更差。

新的数据表明，在孕期过度摄入高能量食物会增加他们的后代认知能力不佳的风险。

　　数百项研究表明，当发育中的儿童摄入的能量过多，即吃得太多，尤其是吃太多糖、盐和脂肪含量高的食物时，他们在以后的生活中患肥胖症、糖尿病和心血管疾病的风险会增加。试验表明，摄入大量的糖和饱和脂肪酸对大脑发育有害。在孕期，孩子的大脑以惊人的速度增长，其整体结构在怀孕末期建立起来（图 7.1），但是在出生后大脑继续生长。儿童的代谢状态对大脑的发育至关重要，对学习成绩、语言能力和创造力的

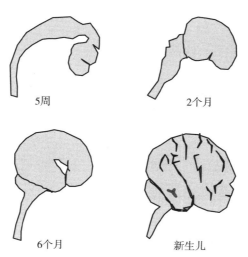

5周

2个月

6个月

新生儿

图 7.1　妊娠期和新生儿的发育中人类胚胎的大脑图

注：未按比例绘制。

获得也至关重要。与体重正常的同学相比，超重或肥胖的孩子通常大脑容量较小，学习成绩较差。因此，重要的不仅是父母为孩子提供健康的饮食和运动的机会，准父母还要在怀孕期间处于代谢健康的状态。

在大脑发育期，铅、汞、过量酒精和滥用的药物会损害大脑发育。受影响最大的是社会经济地位低的父母，因为他们的资源有限，无法减轻对正在发育孩子的这些危害。但是同样在这些贫困地区的人们也更容易患肥胖症、胰岛素抵抗、糖尿病和高血压。在美国东南部的几个州，包括路易斯安那州、亚拉巴马州、密西西比州和佐治亚州，受代谢综合征影响的人比例较高，而代谢综合征是脑卒中和心脏病的主要风险因素。平均而言，肥胖儿童的学习成绩也比体重正常、代谢健康的儿童差。我想，如果父母和学校将间歇性禁食和运动纳入他们的日常生活方式和学校健康计划，超重和久坐不动儿童的学习成绩可能会得到扭转。

代谢健康对儿童大脑的影响

因为儿童肥胖流行仅始于近 40 年前，超重和久坐对大脑发育和功能的影响直到最近才得到研究。然而，大量的研究表明，肥胖和胰岛素抵抗的儿童和青少年在几项认知功能测试中表现较差。例如，纽约大学医学院的安东尼奥·康维特发现，与体重正常的同龄人相比，肥胖青少年的学业成绩较差，认知处理速度也较慢。磁共振成像分析这些青少年的大脑表明，认知缺陷与胼胝体的减小有关，胼胝体对于两大脑半球间的协调活动有重要作用。在另一项研究中，康维特的团队发现肥胖青少年的工作记忆（与正在进行的感知和语言处理有关的短期记忆类型）较差。他们较差的工作记忆与前额皮质的缩小有关，前额皮质是一个对决策非常重要的区域。斯坦福大学的研究人员在一组约50名9~17岁的超重和抑郁青少年中检查了胰岛素抵抗和整体大脑大小之间的可能联系。他们使用核磁共振成像来测量大脑的总容量，发现较小的大脑容量与胰岛素抵抗有明显的联系。这种联系独立于年龄、身体质量指数、社会经济地位和抑郁症的严重程度。斯坦福大学的研究人员在他们的文章中提出"在对抑郁和肥胖儿童的初步研究中，胰岛素抵抗与较小的大脑容量有关"，以及"对正在发育的大脑来说，胰岛素抵抗可能会使其付出很大的代价"。

代谢综合征对儿童和青少年的另一个影响是增加他们的焦虑水平和患抑郁症的风险。阿德莱德大学的艾米·莱切特最近回顾了已发表的人类和动物实验结果，这些研究调查了过量卡路里摄入和肥胖对焦虑和其他情绪行为的潜在影响。他们的主要结论是：肥胖增加了儿童和青少年患精神疾病的可能性，特别是焦虑和抑郁；在不肥胖的儿童中，身体质量指数较高的儿童更容易患焦虑症；情绪障碍和代谢不良之间存在相互关系，因此患焦虑症或抑郁症的儿童成年后更有可能超重或肥胖；女性在怀孕前和怀孕期间食用不健康的高热量饮食，不仅增加了孩子患肥胖症和情绪障碍的风险，也增加了她们（母亲）患产后抑郁症的可能性。

动物实验表明，幼时暴饮暴食会对大脑发育产生不利影响。例如，费雷拉和他的同事发现，当青春期大鼠被喂食高热量饮食 8 周后，它们的学习和记忆受到损害，与消耗更少热量的青春期大鼠相比，它们表现出更多的焦虑和抑郁样行为。怀孕的大鼠通常会生下十几只幼崽。在一项研究中，母鼠的产仔数量受到控制，使幼鼠要么被过量喂养（每只哺乳母鼠喂养 4 只幼鼠），要么被喂养不足（每只哺乳母鼠喂养 12 只幼鼠）。断乳后，所有的幼崽都被喂食健康的饮食，成年后测试它们的学习和记忆能力。使用了两种学习和记忆测试，一种叫作"旋臂迷宫"，另一种叫作"新奇物体识别测试"。在这两项测试中，幼年时摄入过量食物的大鼠比幼年时摄入正常食物量的大鼠表现更差。对大鼠大脑的检查显示，与喂食正常量的大鼠相比，幼时喂食过量的大鼠的海马体出现了更多炎症。这一发现与来自超重和肥胖成年人的研究结果一致，这些证据表明过多的卡路里摄入会引起不同器官系统的炎症，包括大脑。

除了炎症，什么可以解释儿童和青少年胰岛素抵抗和肥胖对认知和情绪相关神经元网络的结构和功能的影响？对小鼠的研究表明，饱和脂肪酸或糖或两者的过量摄入会对抑制性神经元产生不利影响，抑制性神经元的功能是将神经元网络活动保持在正常范围内。如第四章所述，间歇性禁食和运动增强了抑制性 γ- 氨基丁酸能中间神经元的功能和韧性，从而增强认知能力并减少焦虑。暴饮暴食和肥胖则相反，它们甚至可能导致 γ- 氨基丁酸能神经元的退化。例如，阿德莱德大学的埃米·克莱尔·瑞切特给青春期的大鼠喂食高脂肪、高糖的饮食或对照饮食，然后计算它们的内侧前额皮层中 γ- 氨基丁酸中间神经元的数量。瑞切特和她的团队发现，与对照组的大鼠相比，食用高糖、高脂肪饮食大鼠的 γ- 氨基丁酸能神经元数量减少了 20% 以上。此外，在喂食不健康饮食的幼鼠中，内侧前额皮层的神经元网络活动大大增加。正如本章下一节所述，神经元网络过度兴奋是孤独症谱系障碍（ASD）儿童的一个显著特征。

第二种机制是 BDNF，通过这种机制，过量食用高糖和高脂肪的食物会对正在发育的大脑的结构和功能产生不利影响。过量摄入糖和饱和脂肪酸的饮食会减少海马体和其他与学习、记忆和情绪调节有关的大脑区域中 BDNF 的含量。众所周知，运动可以改善情绪，增强认知能力，动物研究有力地证明，运动的这些有益效果是通过增加 BDNF 的产生以及随之而来的兴奋性和抑制性突触的变化来介导的。总之，BDNF 以优化神经网络功能和克服压力的能力的方式影响神经网络的结构和功能。间歇性禁食也刺激 BDNF 的产生，而酮体至少是间歇性禁食反应中 BDNF 产生的部分原因。如第四章所述，BDNF刺激海马体干细胞中形成的新突触和产生新神经元。BDNF 还能增强线粒体的功能，增加神经网络对压力的抵抗力。此外，BDNF 改善情绪，在抗抑郁药和运动的治疗效果中起着关键作用。此外，通过作用于下丘脑的神经元，BDNF 可以抑制食物摄入，从而防止暴饮暴食和肥胖。

尽管，最近儿童和青少年肥胖的流行的确令人不安，但对父母来说却是个"好消息"。代谢不健康的生活方式，包括糖和饱和脂肪酸的过度消费以及很少运动，对儿童和青少年的大脑发育有害，这一知识为父母提供了防止这种情况发生在他们孩子身上的机会。此外，虽然预防总是比改善现有的健康问题更可取，但我们现在知道肥胖对发育中的大脑的不利影响是可以逆转的。父母当然应该对他们孩子的代谢健康负责，这样他们才能充分发挥他们的智力潜力，降低他们患情绪障碍的风险。减少热量摄入、间歇性禁食和运动可以使体重和血糖调节恢复正常，还可以改善认知和情绪。爱德华多·布斯塔曼特、塞莱斯汀·威廉姆斯和凯瑟琳·戴维斯最近合著了一篇文章，他们得出结论："定期运动可能有助于改善超重或肥胖青年的神经、认知和成就。"确定间歇性禁食是否也能逆转超重对儿童身体和大脑的不利影响将非常重要。运动和间歇性禁食是否像在实验动物身上一样具有叠加或协同的有益效果，这个问题将很有意义。

父母代谢健康、表观遗传学和孤独症

让·巴蒂斯特·拉马克是 18 世纪法国的生物学家，他对不同生物之间关系的研究使他形成了一种进化论，其中包括一些与查尔斯·达尔文确立的一般性结论。但达尔文认为，使生存和繁殖成功的生理和功能适应是通过几代人的自然选择而发生的，而拉马克却认为父母因其行为和环境而获得的特征可以遗传给他们的孩子。例如，如果一个母亲从事大量的体力劳动，从而发展出大量的肌肉，那么她的孩子也将倾向于拥有大量的肌肉。

但是，随着进化和遗传学领域研究的深入，父母因习惯和经历而获得的特征可以直接遗传给后代的观念很快就消失了。科学家确定 DNA 序列中的遗传密码被翻译成蛋白质的氨基酸序列，这种分子密码的突变会对生存和繁殖产生影响。经过许多代，"好的"DNA 序列往往会被保留，"坏的"序列往往会从基因组中消失。人们已经清楚地认识到，某些疾病可以由于基因突变而遗传，但这种突变不会导致过早死亡或不育。然而，在过去的 20 年里，一些身体和行为特征的遗传不能用 DNA 序列来解释。表观遗传学的诞生，拉马克的假设得到了支持，一些潜在的分子机制也已被确定。

表观遗传可以由于基因激活状态改变而发生，因此基因编码的蛋白质数量也会改变。对大鼠和小鼠的研究表明，怀孕期间遭受压力的母鼠所生的幼鼠对压力的反应增加，并有抑郁样行为的倾向，这种倾向会持续到成年。对这些动物的 DNA 的研究已经确定了母体应激对某些基因甲基化的影响——也就是附着在 DNA 上的甲基（CH_3）的数量。DNA 上甲基的数量可以决定一个基因是否被激活以及激活的程度。已经表明，母体应激对 DNA 甲基化的类似影响也发生在人类身上。应激激素皮质醇水平的升高似乎在怀孕女性的慢性应激对其后代的不利影响中起着重要作用。事实上，长期心理压力导致的皮质醇水平升高会关闭 BDNF 基因。

第四章考虑了为什么某些类型的短暂适度压力，尤其是运动和间歇性禁食，对大脑有益，而慢性心理压力则有害。在怀孕期间经历不好的压力可能对发育中的孩子的大脑没有好处，但是在怀孕期间暴露于"好的压力"也不好吗？举个例子，让我们假设玛丽和艾玛有完全相同的 BDNF 基因。两位女性都是 25 岁，怀了第一胎。在此之前的 10 年里，玛丽是久坐不动的，而艾玛每天都在跑步。众所周知，运动可以增加大脑中 BDNF

的含量，从而改善情绪、学习和记忆力。两位女性都没有患有抑郁症的家庭成员。然而，当玛丽的孩子十几岁时，她患上了抑郁症，而艾玛的孩子却没有。动物实验和人类研究的发现表明，玛丽和艾玛的 BDNF 基因产生的 BDNF 蛋白数量的表观遗传分子差异可以部分解释玛丽的孩子患抑郁症的倾向。

　　我记得在 20 世纪 70 年代初，我上高中的时候，有肥胖症的孩子不超过两个。我也不记得有任何患有孤独症的孩子，也没有从我的父母或其他任何地方了解到孤独症。即使 10 年后，美国的孤独症患病率据报道也只有万分之一。一晃 30 年过去了，美国疾病预防控制中心估计每 50 个孩子中就有一个患有孤独症。如何解释这种戏剧性的增长？似乎有几种解释。第一，医学界（精神病学家）通过在"孤独症谱系障碍"的保护伞下合并三种障碍（广泛性发育障碍——精神障碍、阿斯佩格综合征和孤独症）来扩大孤独症的定义。患有孤独症的人经常表现出社交上的冷漠和重复行为，这些行为可能伴随着语言发展和认知方面的缺陷。第二，越来越多的父母和老师意识到了暗示孤独症障碍的行为，从而增加了诊断。第三，已经发现某些环境因素对胎儿期和出生后最初几年的大脑发育有不利影响。在这里，我将重点放在孤独症患病率上易升的第三个原因上。

　　大量新出现的证据表明，当孩子在母亲的子宫中发育时，环境因素使他们易患孤独症。使儿童易患孤独症的大脑神经元网络的变化，并不是他们接种疫苗或接触环境中任何外来化学物质的结果。相反，母亲的肥胖和胰岛素抵抗可能是影响大脑发育的主要因素，使孩子容易患孤独症。在《神经科学趋势》的一篇最新文章中，艾琳·里维尔和我表明过度摄入高能量食物和久坐不动的生活方式使当前孤独症谱系障碍患病率急剧上升。文章中的引文总结了这些信息，如图 7.2 所示。

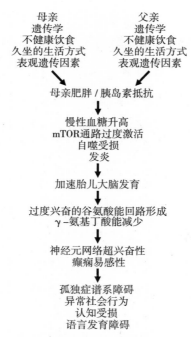

图 7.2　父母不健康的饮食和生活方式如何增加孩子患孤独症的风险

在过去的 40 年中，孤独症谱系障碍（ASD）患病率的快速升高与过量的膳食能量摄入（尤其是果糖）以及代谢综合征（肥胖、胰岛素抵抗和高脂血症）的伴随增加有关。

患有代谢综合征和糖尿病的母亲所生的孩子，患孤独症的风险更高。

对人类和动物模型的研究表明，ASD 涉及神经祖细胞和神经元的加速生长，导致神经回路的异常发育，其特征在于相对 γ - 氨基丁酸能不足和随之而来的神经元网络过度兴奋。

与 ASD 相关的基因编码参与蛋白质合成、细胞生长和突触可塑性的蛋白质，与 ASD 发病机制相关的表观遗传分子修饰影响相同途径的基因表达。

间歇性禁食、运动和避免摄入果糖可预防代谢综合征，使神经元网络兴奋性正常化，并改善动物模型中的 ASD 样行为。

我希望读者明白，大多数超重或胰岛素抵抗的母亲所生的孩子不会患孤独症。当人们考虑到尽管美国近 50% 的成人和 20% 的儿童超重或肥胖，但只有 1/50 的儿童被诊断为"光谱"上的某处时，这一结论就变得显而易见了。事实上，许多患有孤独症的孩子都是由健康的母亲所生，她们既不超重也不肥胖。但是怀孕期间超重或肥胖确实会显著增加孩子患孤独症的风险。对大量人群数据的分析表明，肥胖患病率的增加、卡路里、糖和饱和脂肪酸消费量的增加以及孤独症患病率的增加之间存在着密切的联系。了解这一点是一个好消息，因为饮食和运动疗法可以预防和逆转怀孕父母及其后代的代谢综合征，可能有利于降低 ASD 患病率和症状严重性。

虽然在大多数情况下，每种 ASD 的病因尚未确定，但 ASD 有时是由基因突变引起的。这些突变的一个不寻常的特征是它们是从发育早期发生的，这意味即使父母都没有基因突变，孩子也可能有。这一事实表明，这些突变发生在母亲的卵子、父亲的精子或发育的早期。许多突变发生在编码蛋白质的基因中，这些蛋白质调节细胞能量代谢和蛋白质合成、树突和轴突生长以及学习和记忆。脆性 X 综合征是 ASD 最常见的遗传形式，由 X 染色体（两条性染色体之一）上的 *FMR1* 基因突变引起。通过基因工程改造使其具有功能失调的 *FMR1* 基因的小鼠表现出类似孤独症障碍的行为，包括社交退缩和重复运动。神经科学家的研究已经表明，在脆弱的 X 小鼠的海马体和其他大脑区域中，神经元网络活动异常增加。在另一种阿斯佩格综合征的遗传小鼠模型的大脑中，神经回路也表现出过度兴奋。在使用核磁共振成像评估孤独症儿童大脑中的神经网络活动的研究中，也发现了类似的过度兴奋。

兴奋性神经递质谷氨酸盐和抑制性神经递质 γ-氨基丁酸的活性平衡是大脑正常运作所必需的。由于尚不清楚的原因，在孤独症谱系障碍患者的大脑发育过程中，γ-氨基丁酸能抑制突触的形成受到损害，导致调节社会互动和认知的大脑区域过度兴奋。这些大脑区域包括前额皮质、顶叶皮质和海马体。研究表明，在患有孤独症儿童的大脑发育过程中，神经元网络的形成会加快。通过测量患有孤独症婴儿的总脑容量，这种加速生长非常明显。母亲肥胖和胰岛素抵抗可能会加速孤独症谱系障碍中神经干细胞以及神经元轴突和树突的生长。事实上，动物实验表明，肥胖和胰岛素抵抗母鼠的后代表现出类似孤独症障碍的行为，包括社会隔离和重复行为。暴饮暴食和久坐不动的孕妇所生的孩子在大脑发育过程中神经元的加速产生和生长可能是因为 mTOR 持续活跃。这些女性没有经历关闭 mTOR 所需的禁食和运动期。

根据本书这一部分描述的人类和动物模型研究，有理由相信父母可以通过定期运动，间歇性禁食，减少或消除饮食中的果糖、葡萄糖、蔗糖和动物油脂来减少他们的孩子患肥胖症和孤独症的机会。当然，所有的孩子定期运动，避免摄入糖类和饱和脂肪酸，这对身体健康和心理健康都很重要，但是几项研究也表明，运动可以减轻孤独症儿童的行为症状。对超重孕妇的研究表明，运动是一种安全有效的方法，可以改善能量代谢，防止胎儿在子宫内发育异常加速。我在美国国家老化研究所的实验室中对小鼠进行的实验显示，间歇性禁食可以减少焦虑，

并通过增强 γ - 氨基丁酸能张力的机制改善学习和记忆。将间歇性禁食饮食模式融入包括运动和食用健康食品的生活方式中，是未来父母为了他们自己和他们计划中的家庭的利益应该考虑的一些事情。

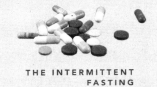

THE INTERMITTENT
FASTING

第八章

当心"黑暗势力",不要期待
神奇药物

间歇性禁食是一种生活方式的改变，对"节食者"来说是没有成本的，而且对健康有益。间歇性禁食的这两个优点可以被看作是制药和保健行业利益的对立面，这些行业需要慢性疾病患者的治疗才能生存。相对客观地来讲，大型制药公司和医疗保健行业发展的理想情况是大量的人需要长期药物治疗和医疗护理来减轻症状。当然，在过去50年左右的时间里，久坐不动、过度放纵的生活方式支撑了美国医药和保健业的指数级增长。反过来，这种生活方式是由加工食品工业和消除体力消耗的技术进步促成的。本章考虑了因生活方式改变的系统性抑制因素，包括间歇性禁食膳食模式，并研究了在预防和治疗慢性疾病中开发旨在模拟间歇性禁食的药物的潜力。

尽管读者们都很清楚那些生产促进成瘾的烟草和快餐产品的公司的广告行为，但还是很难避免被这些产品所吸引。在快餐的例子中，消费者得到了一个巨大的回报：一餐中1 000卡路里的食物只需几美元。健康食品，如新鲜蔬菜和水果、坚果和鱼比巨无霸、薯条和可乐更贵。有两本书很好地捕捉了大型利润驱动公司压制或扭曲科学研究结论并欺骗公众购买其产品，他们分别是肖恩·奥托的《科学战争》和蒂姆·吴的《注意力商人》。强大的行业和他们游说的政治家们不愿理解、接受和合理地应用科学来改善人类状况，这是一个大问题。此外，主流媒体也受利润驱动，并且已经知道争议可以转化为金钱。对气候变化的报道是目前最突出的科学文盲和故意回避或歪曲事实的例子。在贪婪和自我保护的驱使下，政客和媒体寻找到了一些"专家"让人们怀疑人类产生的二氧化碳是否导致了全球变暖。类似的错误信息运动阻碍了政府对垃圾食品行业的监管实施。

父母、学校、政府以及生物医学研究和卫生保健系统可以通过合作来减轻甚至消除这些不利影响。可以采取以下措施：媒体、家长和学校应该经常提供关于健康生活方式和健康饮食的清晰建议；政府应该限制不健康食品的广告，应该鼓励有机农业，抑制加工食品的生产；生物医学研究和医生培训应以强调和实施以药物预防需求为目标的生活方式、医学方法来抵消大工业对健康的负面影响。间歇性禁食的处方就是应对这种生活方式的医学方法之一。然而，只有当卫生保健专业人员和社会工作者能够在患者转变为间歇性禁食膳食模式期间，花足够的时间和精力在患者身上，这才是可能的。

甜食与食物成瘾

诺拉·沃尔科夫是美国国家药物滥用研究所的主任。在过去的 20 年里，她进行的研究表明，一些发生在吸毒者大脑中的重大变化也发生在高糖、高盐和高脂肪饮食的肥胖者的大脑中。在 2017 年发表的文章"多巴胺动机系统：对药物和食物成瘾的影响"中，沃尔科夫回顾了一些研究，这些研究说明了富含糖和脂肪的高度可口的加工食品对大脑的影响。她的结论如下。

在现代社会中，对许多食物刺激的适应以及强化食物的可获得性会导致问题。可能是条件刺激引起多巴胺升高，促使我们去吃巧克力（或其他食品）。条件刺激的这种效应可能有助于解释不必要的高热量食品（即超出我们日常需求的食品）的广告宣传的有害后果，以及通过将成分与特意校准（高）浓度的脂肪、糖和盐混合，来推动制造最大化其强化价值的食品，从而产生条件性效应。对于食物来说，增强调味品的调理作用与食物中的能量含量有关，即摄入后的能量价值。此外，食品制造商使用他们所有的技巧来诱导我们吃超出我们需要的产品（更大的一份），我们随后对此变得习以为常，因此我们不仅对食物的高卡路里含量有所期待，而且对大份的供应也有所期待。

神经递质多巴胺引起的神经回路异常在药物和酒精成瘾中起主要作用，这也适用于依赖美味食品的肥胖人群。但是在肥胖的情况下，大脑对一种叫作"瘦素"的激素的反应能力也受到了损害。瘦素在脂肪细胞中产生，并在食物消耗时释放到血液中，就像葡萄糖水平升高时胰腺 β 细胞释放胰岛素一样。大脑底部下丘脑中的神经元对瘦素做出反应，导致抑制食物摄入的神经元网络激活，从而防止暴饮暴食。在肥胖人群中，下丘脑中的神经元对瘦素的反应不佳，因此这些人即使暴饮暴食也会继续感到饥饿。这种情况被称为"瘦素抵抗"，类似于胰岛素抵抗，其中肝脏、肌肉和身体中的其他细胞对胰岛素变得相对无反应，因此血糖水平会异常高。好消息是，正如运动和间歇性禁食可以预防和逆转胰岛素抵抗一样，它们也可以预防和逆转瘦素抵抗。

下丘脑神经元的另一个有趣特征是，它们中的一些会对BDNF做出反应，研究表明，BDNF会抑制食欲。事实上，经过基因工程改造的小鼠产生的 BDNF 比饮食过量的小鼠少50%。BDNF 似乎以促进大脑和身体健康的方式作用于整个大脑的神经回路。如本书前几章所述，BDNF 能改善学习和记忆，具有抗焦虑和抗抑郁的作用，并能改善心血管功能。BDNF 还保护我们免于超重和肥胖，增加大脑中 BDNF 水平的最好方法是运动和间歇性禁食。

落后的医疗保健系统

几十年来，不断上涨的医疗费用一直是美国经济的主要负担。整个问题可以归结为这样一个事实：制药公司、医院和诊所从患者身上获益，更多的患者意味着更多的钱。而在这个系统内，没有更多的人去积极寻求预防疾病和降低风险的方法。

最理想的情况是，对大多数人来说最有益的是建立一个能够从小培养儿童最佳健康的医疗体系。接种疫苗以提高对致命传染病的免疫力是先发制人降低医疗成本的一个极好的例子。但是除了像新冠肺炎病毒引起的紧急危机外，制药公司通常对开发和销售疫苗兴趣不大，因为疫苗只需要一剂或几剂，利润有限。制药公司反而依赖于必须每天服用的长期药物，因为这类药物只能减轻症状，而不能治愈疾病。这种不幸的情况导致了一些疫苗的停产。2000 年我和家人搬到马里兰州时，那里有莱姆病疫苗。携带莱姆细菌的鹿蜱在东海岸很流行，所以我们决定接种疫苗。然而，大多数人不知道有莱姆病疫苗，所以生产疫苗的公司不得不停止生产。

哪些关键障碍阻碍了包括间歇性禁食膳食模式在内的生活

方式融入大部分人群？

- 卫生保健专业人员本身超重和久坐不动，这可能会妨碍他们向患者提出这个问题。
- 卫生保健专业人员普遍缺乏对间歇性禁食的了解。
- 医学院的培训不包括间歇性禁食和运动的信息，也不强调生活方式医学。
- 低质量的饮食研究导致了外行人的困惑。
- 医学专家、政府和许多个人认为改变行为太难了。
- 营养科学家需要与行为科学家合作，在人群中实施研究。

我不认为一个建立在盈利基础上的医疗保健系统能够引导全社会实现最佳健康。现在人们对一个通用的医疗保健系统很感兴趣，如果操作得当，它将专注于预防疾病和降低患病风险。这需要美国联邦、州和地方机构之间的相互协调，也必然需要大量的资金投入。在这场对抗不良生活方式的战斗中，我设想了几条主要战线。

第一，明显导致肥胖流行的饮食因素，富含糖和饱和脂肪酸的加工食品应该从食物供应中剔除。虽然这些导致肥胖的食物可能没有烟草那么糟糕，但我认为它们正在对人们的健康造成严重破坏。

第二，应该向农民提供农业作物多样化的激励措施，并制订计划，让所有人都能以可承受的价格获得各种各样的健康蔬菜和水果。

第三，不应允许药品公司销售人员与医师交流，应限制或禁止药品广告。

第四，应该建立地方代谢保健中心，并由州和联邦机构协调它们的项目。这种代谢保健中心包括门诊和住院两部分，如长期咨询、强调教育，使患者能够在几个月的时间内改变饮食和运动习惯。

应该要求医学院教授学生运动和间歇性禁食的科学，以及如何实施，并以最大可能成功的方式进行随访。

应该建立代谢健康和生活方式医学专家这一新的医师类别，激励医学学生和现有医师成为这一类别的成员。

美国国立卫生研究院应该建立一个生活方式医学研究所，其使命是通过基础和临床研究、公共宣传以及研究加工食品和药品行业对人们行为的影响来改善代谢健康。

最后，应向父母提供有关代谢健康的信息，为什么它是重要的，以及不良的代谢健康对他们孩子的身体和大脑的后果。

对于许多读者来说，这些举措中的一些可能显得有些极端，但在我看来，为了当代人和后代人的健康，它们值得认真考虑。

快速解决方案？

衰老、肥胖和糖尿病领域的研究人员对寻找"模拟"禁食和运动对身体和大脑的有益作用的化学物质有相当大的兴趣。到目前为止，已经发现一些化学物质可以引起一种或几种但不是全部的间歇性禁食和运动的效果。在这一节中，我描述了几种这样的化学物质，并举例说明它们对实验动物的影响。

一种称为"脱氧葡萄糖"（2-DG）的葡萄糖分子在其一个碳原子上缺少一个氧原子。细胞能够吸收 2-DG，但与葡萄糖不同，2-DG 不能被细胞用来产生 ATP。尽管己糖激酶能够启动一系列从葡萄糖产生 ATP 的生化反应，但它不能对 2-DG 产生同样的作用。相反，2-DG 阻止了己糖激酶对葡萄糖的作用，从而削弱了细胞利用葡萄糖产生 ATP 的能力。实际上，2-DG 导致细胞热量限制，使得即使动物或人正在消耗食物并增加他们血液中的葡萄糖水平，身体和大脑本身的细胞也不能利用葡萄糖。身体通过增加酮体的产生来适应葡萄糖的减少。

在 20 世纪 90 年代末和 21 世纪初，我实验室的几名博士后和研究生在几个主要神经疾病的实验模型中测试了一个假设，即给小鼠或大鼠施用 2-DG 会诱导温和的细胞应激反应，从而保护神经元免受功能障碍和变性的影响。段文珍发现，每天一次用 2-DG 治疗小鼠两周，减少了黑质多巴胺神经元的变性，并缓解了帕金森病模型的运动缺陷。李在文发现类似的 2-DG 治疗方案在癫痫小鼠模型中防止了海马体神经细胞的退化，而于在芳表明 2-DG 治疗在脑卒中大鼠模型中是有益的。这三项研究都提供了证据，表明 2-DG 在神经元中引发了温和的应激反应，然后产生几种蛋白质，帮助神经元抵抗更严重的应激。然而，从长远来看，摄入 2-DG 可能会导致严重的副作用。唐纳德·英格拉姆是美国国家衰老研究所的科学家，他和他的同事发现慢性摄入 2-DG 会对心脏造成损害，并增加大鼠的死亡率。也许较低剂量的 2-DG 可以避免这些副作用，但这仍有待确定。也有可能间歇性摄入 2-DG，例如，每隔一天会以类似于间歇性禁食的方式改善健康。

太平洋东南部的复活节岛因其众多由拉帕努伊人制作的大型纪念石像而闻名。然而，许多科学家知道复活节岛还有另一个原因——它是在细菌物种吸水链霉菌中发现一种叫作"雷帕霉素"的非常重要的药物的地方。雷帕霉素以高剂量使用，以抑制免疫系统，防止移植器官的排异反应，它还用于涂覆患有冠心病的人的冠状动脉支架。此外，通过使癌细胞缺乏葡萄糖，雷帕霉素可以增强化疗对这些细胞的杀伤力。但事实证明，低剂量的雷帕霉素也可以抵抗衰老，延长小鼠的寿命。雷帕霉素是一种非常特异的 mTOR 抑制剂，它可以刺激自噬和增加细胞抗应激。这些对 mTOR 的影响类似于对禁食的反应。神经科学家发现，雷帕霉素可以抵消帕金森病和阿尔茨海默病动物模型中的神经退行性疾病过程。可能会有雷帕霉素和类似药物在神经退行性疾病中抑制 mTOR 的临床试验，尽管对免疫系统抑制相关风险的担忧仍然存在。

化学物质 2，4- 二硝基酚（DNP）有一个黑暗的过去，但可能有一个光明的未来。1933 年发表的一篇文章报道，当给超重的人服用一剂无毒的 DNP 时，他们的代谢率增加，体重减轻。虽然 FDA 没有批准这种药物用于人类，但超过 10 万名超重的美国人服用了这种药物。在服用推荐剂量的人群中，没有出现严重的不良事件，只有两个人死于服用了十倍于推荐剂量的药物。FDA 随后禁止向公众销售 DNP。关于 DNP 对细胞能量代谢影响的研究后来逐渐减少，直到大约 20 年前，研究人员发现 DNP 通过作用于线粒体发挥其生物效应，在线粒体中，它导致质子（氢离子）穿过细胞膜泄漏。这种泄漏"解偶"了电子传递，导致线粒体产生热量而不是 ATP。这样，DNP 导致卡路里的"燃烧"。原来，棕色脂肪细胞中存在一种蛋白质，称为"解偶联蛋白 1"（UCP1），与 DNP 一样，会导致蛋白质泄漏和产热。许多生活在寒冷气候中的哺乳动物有大量的棕色脂肪来使身体温暖。当体外寒冷时，UCP1 就会启动。

通过引起中等水平的线粒体解偶联作用，低剂量的 DNP 会对细胞产生轻微的压力。当刘东在我的实验室时，她发现神经元通常也表达低水平的解偶联蛋白，但这是在禁食期间启动的。刘东随后指出，与禁食一样，DNP可以使神经元进入一种抗应激模式。当培养的神经元暴露于低剂量的DNP时，自噬增加，mTOR降低。此外，DNP治疗刺激了神经元中神经营养因子BDNF的产生。其他研究表明，BDNF对学习和记忆至关重要，并有助于神经元抵抗压力。最近，岸本发现，在帕金森病动物模型中，低剂量的DNP可以防止神经元变性，并能改善功能结果。DNP是否对患有这些大脑疾病的人有益还不确定，因为高剂量的DNP是有毒的，甚至会导致死亡，所以对人类的任何应用都必须谨慎对待。

胰高血糖素样肽1（GLP-1）是一种由肠道细胞产生的激素。它在进食时被释放到血液中，然后作用于肝脏和肌肉细胞，以提高它们对胰岛素的敏感度。但是GLP-1在血液中停留的时间非常短（大约2分钟），因为它被DPPIV酶消化了。约瑟芬·伊根、尼格尔·格雷格、梅尔·多伊尔和美国国家衰老研究所的同事修改了GLP-1的氨基序列，使其能够抵抗DPPIV的切割。他们开发了一种类似于GLP-1的肽，称为"艾塞那肽"，并表明它在改善动物和人类的胰岛素敏感度和逆转糖尿病方面非常有效。艾塞那肽现在被广泛用于糖尿病患者。格雷格和他的实验室以及我实验室的科学家们进行了旨在确定神经元是否对 GLP-1 有反应以及艾塞那肽是否对神经元有益的研究。我们首先发现艾塞那肽保护培养的神经元免受兴奋性毒性，并且它在帕金森病和脑卒中的实验模型中为小鼠提供了治疗益处。与格雷格一起，我们还发现艾塞那肽对阿尔茨海默病和亨廷顿病的小鼠模型有益。格雷格继续与伦敦大学学院的蒂姆·福尔廷合作，在帕金森病患者中进行了一项双盲、安慰剂对照的艾塞那肽试验，发现在一年的治疗期间，艾塞那肽显著改善了他们的运动能力。这一发现令人非常兴奋，如果更大的研究也显示出益处，那么艾塞那肽可能成为一种减缓帕金森病进展的新治疗方法。

二甲双胍是一种广泛用于 2 型糖尿病的处方药。它来源于一种药用植物，即法国丁香中的一种化学物质。二甲双胍可有效降低血糖水平，并可能产生类似于间歇性禁食的额外效应。二甲双胍的这种降血糖作用可能是由于刺激肠道细胞释放 GLP-1 所致。此外，二甲双胍可能以类似于禁食的方式直接保护细胞免受压力。动物实验表明，二甲双胍可以延缓衰老，预防癌症。与禁食和运动一样，二甲双胍抑制 mTOR 并刺激自噬，从而防止细胞中淀粉样蛋白等蛋白质的异常积累。

如果你在互联网搜索引擎上输入缩写 NAD，点击量最高的包括提高烟酰胺腺嘌呤二核苷酸（NAD）水平的补充剂广告。NAD 存在于所有细胞中，在氧化还原反应（NADH 是 NAD 的氧化形式，NAD+ 是还原形式）和从葡萄糖和脂肪中释放能量中起着关键作用。此外，NAD+ 对于参与能量代谢、基因表达调节、DNA 修复和线粒体功能的酶的功能是必需的。可以作为膳食补充剂的 NAD+ 的三种前体是烟酸、烟酰胺和烟酰胺核苷。在衰老过程中，大多数细胞中的 NAD 水平稳步下降，这削弱了能量代谢，加剧了疾病进程。运动和间歇性禁食都可以提高细胞中的 NAD+ 水平。据报道，NAD+ 增强补充剂对听力损失、认知下降、心血管疾病、糖尿病、肥胖症和一些癌症的动物模型有益。我们发现烟酰胺和烟酰胺核苷可以减缓阿尔茨海默病小鼠模型的认知衰退和减轻淀粉样病变。关于烟酰胺核苷是否对多种疾病有益的临床试验正在进行中。

对一些不愿意将间歇性禁食和运动纳入他们生活的人来说，一些膳食补充剂和药物似乎对健康有益。但其实这种选择可能会让这些人健康状况更糟。我怀疑任何让人暴饮暴食、不运动，但能保持健康的化学物质。重要的是，有"快速修复"作用的化学物质会有严重的副作用。身体对间歇性禁食和运动的适应性反应是原始的、复杂的，并且遍及全身的细胞。它们涉及高度协调的生理过程，不能由单一的化学物质决定。良好的健康需要我们利用生物过程，这些过程通过数百万年的进化使我们变得强壮、聪明和有韧性。间歇性禁食、运动和定期智力挑战是可行的方法，没有药物可以替代它们。挑战你的身体和大脑，你将受益终生。

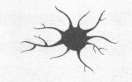

THE INTERMITTENT
FASTING

第九章

一路平安

令人欣慰的是，我的许多朋友以及同事已经采用了间歇性禁食的膳食模式，并体验到了健康状况的改善。在最初的十年里，我的实验室一直在研究间歇性禁食对大鼠和小鼠的大脑和身体的影响，我会告诉我的妻子乔安妮我们观察到的非常深远的有益影响。她通常只会说这些发现很有趣，但对大多数人来说，每周有几天吃很少或不进食，或者每天在6~8小时内吃完所有的食物是很难的。乔安妮订阅了《女性世界》杂志，在2011年，我们与米歇尔·哈维进行的5:2间歇性禁食研究结果发表后不久，《女性世界》的封面故事关注了这项研究，这促使乔安妮尝试了5:2间歇性禁食模式。最近，她开始每天限时进食，我和她都发现这种方法简单有效，能改善整体健康状况。

迈克尔·莫斯利是一名医生和制片人。得知间歇性禁食的发现，他为英国广播公司制作了一部关于间歇性禁食的纪录片，并采访了我、南加州大学的瓦尔特·隆戈和芝加哥伊利诺伊大学的克里斯塔·瓦拉迪。作为纪录片的一部分，莫斯利尝试了5:2间歇性禁食，并记录了其对体重和血糖调节的有益影响。这部纪录片于2012年在英国广播公司播出，之后间歇性禁食在英国非常流行。

　　我在美国国立卫生研究院、约翰斯·霍普金斯大学和其他地方认识的许多实验室成员和科学家已经将他们的膳食模式改为间歇性禁食模式。对于那些超重的人来说，在开始间歇性禁食后，他们的体重很明显在逐月下降。当我与他们交谈时，他们的情绪和专注力有所改善。在许多情况下，采用间歇性禁食的人记录了一系列临床健康指标的改善，包括降低葡萄糖、糖化血红蛋白和 LDL 胆固醇水平。除此之外，许多名人也将间歇性禁食融入他们的生活方式，如演员本尼迪克特·康伯巴奇（曾饰演夏洛克·福尔摩斯）、妮可·基德曼、休·杰克曼（曾饰演金刚狼）、本·阿弗莱克、詹妮弗·安妮斯顿和米兰达·可儿，以及歌手碧昂斯、席琳娜·戈梅兹和詹妮弗·洛佩兹。他们这样做不仅是为了保持健康的体重，也是为了提高思维的清晰度。

　　间歇性禁食的每月谷歌搜索量已经超过 100 万次。2019 年，间歇性禁食的搜索范围比任何其他饮食计划（地中海式、酮式、努姆式等）都更广泛。间歇性禁食最热门的搜索关键词是膳食模式的"初学者指南"。所有这些网站都对最常见的间歇性禁食方案（5∶2 和每天 16～18 个小时的禁食）提供了几乎相同的简单描述。这些材料还算丰富，但是要找到原始的科学研究，甚至是专家关于间歇性禁食的评论文章，还需要更多的挖掘。

　　作为一名神经科学家，我认为一个有趣的现象是，硅谷和其他地方的一些大公司的员工普遍采用间歇性禁食模式。我现在正致力于开发一些策略，帮助人们关注并保持间歇性禁食的膳食模式，因为当你和你的同事有相同的膳食模式时，会让间歇性禁食变得更简单。在一些社交网络中，大家交谈的一个共同主题是，间歇性禁食不仅能改善总体健康，还能提高创造力。

间歇性禁食可以节省大量的时间和金钱。许多人，包括我的妻子和我自己，已经采取了这种膳食模式，在这种模式下，大多数日子我们都不吃早餐，然后在 8 小时内进食。对于我们这些已经处于 $18\sim24kg/m^2$ 健康身体质量指数范围内的人来说，饮食期间的多份中等大小的"食物"可以提供足够的热量来维持体重。我建议健康均衡的饮食，包括蔬菜、豆类、水果、坚果、全谷物（燕麦和小麦）、酸奶和一些肉类（通常是鱼肉或鸡肉）。

在这一章，我为那些想实施和优化间歇性禁食膳食模式的读者提供了实用的建议。

"魔法月"和间歇性禁食的处方

对于大多数人来说，采取间歇性禁食的膳食模式往往比每天计算每一餐的热量更容易在心理上接受。间歇性禁食很大程度上消除了每餐吃多少的强迫性思考。相反，你每周有一两天不摄入或摄入很少热量（通常少于 600 卡路里），或者将你摄入食物和热量的时间限制在每天 6 ~ 8 个小时。这些间歇性禁食的膳食模式就可以很容易地纳入日常生活。

正如本书前面所描述的那样，对于每天吃三餐和零食的人来说，至少需要 2 ~ 4 周的时间来适应间歇性禁食的膳食模式（例如，5∶2 或每天 16 ~ 18 个小时的间歇性禁食）。在第一周或第二周，你们中的一些人会在禁食期间感到饥饿和易怒，另一些人可能还会有轻微的头痛，并注意到在禁食期间注意力会下降。但是你可以期待这些最初的副作用消失，并在一个月内经历认知、情绪和"能量水平"的改善。适应间歇性禁食在许多方面类似于之前久坐后适应运动，当你身材走样的时候，需要时间来恢复身材。当你开始一项运动计划时，运动可能并不愉快。但是一旦你进入状态，你会感觉很棒，甚至当你不能运动的时候会感觉不适。同样，也需要时间来达到"间歇性禁食状态"。

建立运动计划时，通常从相对容易的运动开始，然后逐渐增加运动的时间和强度。类似的方法也适用于间歇性禁食（图9.1）。例如，假设你的目标是在 3 个月的时间里，慢慢地将你的进食时间压缩到每天 6 个小时。在第一个月，你可以将进食时间减少到 10 个小时，第二个月减少到 8 个小时，第三个月减

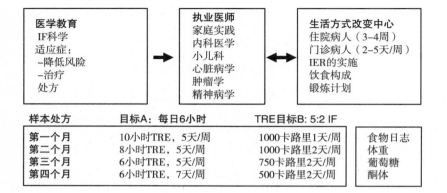

医学教育	执业医师	生活方式改变中心
IF科学	家庭实践	住院病人（3-4周）
适应症：	内科医学	门诊病人（2-5天/周）
–降低风险	小儿科	IER的实施
–治疗	心脏病学	饮食构成
处方	肿瘤学	锻炼计划
	精神病学	

样本处方	目标A：每日6小时	TRE目标B：5:2 IF	
第一个月	10小时TRE，5天/周	1000卡路里1天/周	食物日志
第二个月	8小时TRE，5天/周	1000卡路里2天/周	体重
第三个月	6小时TRE，5天/周	750卡路里2天/周	葡萄糖
第四个月	6小时TRE，7天/周	500卡路里2天/周	酮体

图 9.1　间歇性禁食处方如何纳入美国卫生保健系统

图注：（IER＝间歇性能量限制；IF＝间歇性禁食；TRE＝每日限时进食）。这个插图的修改版本之前有表述：R.de Cabo and M. P. Mattson, "Impact of Intermittent Fasting on Health, Aging, and Disease," New England Jour-nal of Medicine 381, no. 26（Dec. 2019）：2541-2551.

少到 6 个小时。或者你可能想采用 5 : 2 的间歇性禁食模式。你可以从每周只吃一天 600 卡路里的食物开始，这样持续一个月。这些只是建议，你可以根据你每天和每周的时间表来决定如何实现你的目标。你也可以考虑找一个朋友或家人和你一起体验间歇性禁食，这样你们可以互相鼓励，就像和别人一起运动可以让事情变得更容易一样。在工作场所建立间歇性禁食小组有助于避免在你禁食的时候你所有的朋友都在吃饭的尴尬局面。

　　医生应该知道如何开间歇性禁食的处方，如何帮助患者过渡到新的膳食模式，以及如何监测患者数月和数年的情况（图

9.1）。医生将讨论该计划，并在第一周每天通过文本消息或互联网门户网站与患者保持联系，在前两个月每周一次。在此之后，患者将返回医生的办公室进行随访，届时医生将测量她的体重、脉搏率和血压，并抽取血液测量葡萄糖和糖化血红蛋白水平。理想的情况是，在患者每天或每周两次禁食结束时抽取血液，并测量酮体水平。假设这个人确实遵循了她的间歇性禁食处方，那么在两个月的期限结束时，她应该已经减轻了一些体重，并且与她开始间歇性禁食之前相比，血压、心率、葡萄糖和糖化血红蛋白水平降低了。然后每六个月对病人进行一次重复的评估和咨询。

越来越多的医生意识到间歇性禁食是运动和健康饮食的补充。它能够帮助人们减肥并降低患多种疾病的风险，这促使一些医生向超重患者和胰岛素抵抗或血脂不健康的人推荐间歇性禁食。如果对患有糖尿病、癌症、心血管疾病和炎症疾病的患者进行间歇性禁食的临床试验结果显示出了间歇性禁食的益处，那么我们可以预期，间歇性禁食将适用于这些疾病的患者。敬请期待！

间歇性禁食黑客

如何增强间歇性禁食的健康益处？有几种方法。一种方法是在禁食状态下运动。例如，如果你正在进行间歇性禁食，不吃早餐，那么你可以在中午运动，并在运动后吃一天的第一餐。这项运动将进一步促进酮体的产生，酮体的所有好处都将得到强化。正如我们在动物实验中发现的那样，禁食期间的运动还能促进 BDNF 的产生和大脑中新突触的形成。因为间歇性禁食或运动本身就可以改善学习和记忆，所以两者结合起来有助于优化认知。因为禁食或运动本身会刺激自噬和线粒体生物发生，两者结合会增强分子垃圾的清除，增强细胞能量代谢。许多健美运动员不吃早餐，在中午做他们的重量训练，然后吃晚饭。他们发现，这种膳食模式使他们能够在减少脂肪量的同时增加肌肉量。

现在有公司推销酮体的脂肪酸前体，即所谓的中链甘油三酯，或者称为 MCT。他们的观点是，如果你在禁食期间食用 MCT，它将进一步促进你自身脂肪产生的酮体的增加。这种说法似乎是合理的，已经有一些发表的研究表明 MCT 改善了轻度认知障碍或阿尔茨海默病患者的表现。MCT 是否以及在多大程度上提高这些人的认知能力仍有待确定。酮酯是第五章的重点，它可以将循环中的酮体水平提高到比 MCT 更高的水平，因此在增强认知方面可能比 MCT 更好。在对认知正常的人和认知障碍的人使用酮酯和 MCT 的对照研究中，将酮酯和 MCT 进行面对面的比较是相当有意义的。类似地，单独比较间歇性禁食或与 MCT 或酮酯联合对耐力的影响可能会产生提高运动成绩的新方法。

另一个间歇性禁食的窍门是在禁食期间摄入适量的咖啡因。咖啡因能提高警觉性，还能提高学习和记忆能力。禁食期间喝咖啡或茶可能会增强禁食对认知的有益影响。我们确实知道咖啡因会抑制一种叫作腺苷的神经递质的受体，这解释了咖啡因促进持续认知的能力。第六章描述了蔬菜、水果和其他植物中有许多苦味化学物质可以刺激细胞产生有益的温和应激反应。尽管还有待证实，但姜黄素、萝卜硫素和白藜芦醇等植物化学物质似乎有可能增强间歇性禁食对健康的许多有益影响。然而，运动和间歇性禁食通过对细胞和器官的复杂和高度协调的作用来改善健康，而植物化学物质的作用则有限得多。

不确定的大脑未来

22 世纪大脑会是什么样子？会更大还是更小？它会更容易患精神疾病和衰老疾病吗？如果肥胖和久坐不动继续有增无减，我担心未来几代人的大脑性能和终身健康将受到损害。在本书中，你已经了解了在人类大脑进化史中克服食物匮乏能力的重要性，了解了间歇性禁食如何通过优化大脑与身体细胞的表现和对慢性疾病的抵抗力的方式来利用进化上古老的反应。作为包括定期运动和健康饮食在内的生活方式的一部分，间歇性禁食有助于扭转许多美国人健康状况的恶化。同样清楚的是，不良的大脑健康状况可能会通过表观遗传机制影响后代。也就是说，父母的代谢状态影响着子女的健康轨迹。有证据表明，患有肥胖症或糖尿病或两者兼而有之的母亲所生的孩子更有可能患上精神疾病，如孤独症、焦虑症或抑郁症，这一点尤其令人不安。

代谢不健康（包括超重、肥胖、胰岛素抵抗和腹部肥胖）大大增加了患脑卒中的风险。脑卒中最常见于 65 岁以上的人，一个人一生中新陈代谢不健康的时间越长，就越有可能患脑卒中。但是，随着年龄增长，代谢健康不佳对大脑造成的危险不仅仅是脑卒中。现在有相当多的证据表明，新陈代谢不健康会增加患阿尔茨海默病和帕金森病的风险。在美国，婴儿潮一代现在正进入或已经进入这些主要神经退行性疾病的危险区年龄，其中许多人过着代谢不健康的生活方式。如果代谢健康状况不佳的情况持续下去，这个国家将遭受重大打击，带来重大的个人、社会和经济代价。

如果你正在读这本书，你应该假设当你进入人生的第七个和第八个十年时，你很有可能会患上阿尔茨海默病、帕金森病或脑卒中。我在这里讨论的生活方式的改变可以降低你的风险：有规律的运动、适度的能量摄入、间歇性禁食、智力挑战。虽然我努力了解了阿尔茨海默病和帕金森病患者的大脑出了什么问题，但很遗憾，没有灵丹妙药可以逆转这些疾病患者的神经网络已经发生的破坏。因此，很明显，减少终身风险应该是一个优先事项。

一个可以帮助神经元维持其结构和功能的环境因素是间歇性禁食。与作用于一个分子靶点的药物相比，间歇性禁食使神经元发生复杂和高度整合的变化，包括增强线粒体功能和抗逆性，增强分子垃圾的去除和回收，神经营养因子的产生，以及改善大脑功能和韧性的神经元之间的活动和突触连接的变化。这些和其他神经元网络对间歇性禁食的适应已经在数百万年的进化中得到磨炼。我不指望间歇性禁食能治愈已经被诊断患有阿尔茨海默病或帕金森病的人，但它可能会改善症状并减缓疾病进展。在中年开始间歇性禁食可以防止或推迟这些大脑疾病的发病年龄。

除了间歇性禁食、运动和智力挑战，其他改善大脑功能和恢复能力的潜在方法正在接受测试。在某些情况下，许多人都在自我尝试这种方法，包括对大脑进行低功率直流电刺激（DCS）和微剂量使用致幻化学品，如裸盖菇素（在"神奇蘑菇"中发现）和LSD。临床试验显示，树突状细胞可以增强认知能力，但理想的刺激参数（电流强度、刺激持续时间和刺激频率）仍有待确定。一种用于改善脑功能和治疗某些精神疾病以及药物或酒精成瘾的有前途的方法是经颅磁刺激（TMS）。许多研究表明，经颅磁刺激在改善老年人的认知能力、治疗抑郁症和药物或酒精成瘾方面有好处。这些结果是令人兴奋的，因为经颅磁刺激是安全的，在许多情况下，只有一个或几个治疗导致相当持久的有益效果。这项技术是否能以合理的价格商业化，是否能被大众标准化使用，还有待确定。

在 20 世纪 90 年代，神经科学家确定至少两个大脑区域能够产生新神经元并整合到神经元网络中。这增加了干细胞移植到阿尔茨海默病或帕金森病患者大脑中的可能性，从而取代死亡的神经元。干细胞疗法的潜力令人兴奋，但这种方法被证明是有问题的，有许多技术障碍。动物实验表明这种方法可能有效，但帕金森病患者的临床试验失败了，大多数被移植的干细胞都死亡了。然后，日本科学家山中伸弥开发了一种方法，通过这种方法可以将皮肤成纤维细胞等分化细胞转化为所谓的多能干细胞，这种干细胞存在于胚胎发育的最早期阶段。多能干细胞具有成为身体和大脑中任何类型细胞的能力，它们成为哪种细胞类型取决于它们从周围细胞接收到的信号。最近的发现表明，通过只表达几个基因，有可能使一种细胞类型转化为另一种细胞类型。因此，我们可以设想在遥远的未来，有一天，阿尔茨海默病患者可以通过基因疗法得到治疗，这种疗法可以使神经胶质细胞成为取代死亡神经元的神经元。

在未来，你也许可以坐在你家的前廊上，通过意念控制一台没有座椅、脚踏板或方向盘的割草机来割草。当然，这种技术还有更重要的应用，即为截肢者准备的。与工程师、神经系统科学家和神经学家的合作表明，这些患者用意念控制假肢是可能的。但人工智能和计算机—大脑接口设备不太可能给阿尔茨海默病患者带来巨大好处，因为该患者已经失去了神经网络中数百万对学习和记忆至关重要的神经元。因此，想要避免阿尔茨海默病，不要久坐不动并保持智力挑战是很重要的。

在未来的几千年里，我们大脑的进化前景如何？正如第一章所提到的，有证据表明，在过去的大约 10 000 年间，智人的的大脑有所减小，这与农业革命时期相对应。职业的持续专业化是否会导致部分脑区的萎缩亦或扩大？越来越多的久坐不动和过度放纵的生活方式以及对药物的依赖会把人类的大脑送进兔子洞吗？智人会分裂成两个大脑不同的物种吗——一个因跨代代谢疾病而减少，另一个因健康的生活方式而增加？这样的场景与进化史一致，在进化史中，体型过大的尼安德特人被更苗条的人类取代。这也与第七章描述的证据相一致，该证据表明久坐、过度放纵的生活方式不仅会对父母的大脑产生不利影响，也会对他们后代的大脑产生不利影响。

我希望本书中的信息鼓励读者思考他们的生活方式如何影

响他们的大脑和身体——他们的表现和对疾病的易感性。在未来的许多代，人类将继续衰老并死于疾病。我们都可以尽自己的一份力量，通过对自己的健康负责并帮助他人这样做，来减轻慢性疾病的负担。

延伸阅读

第一章

Clayton, N. S. "Ways of Thinking: From Crows to Children and Back Again."*Quarterly Journal of Experimental Psychology (Hove)* 68, no. 2 (2015): 209–241.

Dewey, Edward. *The No-Breakfast Plan and the Fasting Cure*. New York: L. N. Fowler, 1900.

Grundler, F., R. Mesnage, N. Goutzourelas, F. Tekos, S. Makri, M. Brack, D. Kouretas, and F. Wilhelmi de Toledo. "Interplay between Oxidative Damage, the Redox Status, and Metabolic Biomarkers during Long-Term Fasting." *Food and Chemical Toxicology* 145 (2020): 111701.

Hazzard, Linda. *Fasting for the Cure of Disease*. New York: Physical Culture Publishing Company, 1908.

Mattson, M. P. "Evolutionary Aspects of Human Exercise—Born to Run Purposefully." *Ageing Research Reviews* 11 (2012): 347–352.

Mattson, M. P. "An Evolutionary Perspective on Why Food Overconsumption Impairs Cognition." *Trends in Cognitive Sciences* 23, no. 3 (2019): 200–212.

Mattson, M. P. "Lifelong Brain Health Is a Lifelong Challenge: From Evolution- ary Principles to Empirical Evidence." *Ageing Research Reviews* 20 (2015): 37–45.

Morriss-Kay, G. M. "The Evolution of Human Artistic Creativity." *Journal of Anatomy* 216, no. 2 (2010): 158–176.

Norenzayan, A., and A. F. Shariff. "The Origin and Evolution of Religious Prosociality." *Science* 322, no. 5898 (Oct. 3, 2008): 58–62.

Pearson, J. M., K. K. Watson, and M. L. Platt. "Decision Making: The Neuroethological Turn." *Neuron* 82, no. 5 (2014): 950–965.

Peoples, H. C., and F. W. Marlowe. "Subsistence and the Evolution of Religion."*Human Nature* 23, no. 3 (2012): 253–269.

Sinclair, Upton. *The Fasting Cure*. New York: Mitchell Kennerley, 1911.

第二章

Anderson, R. M., and R. Weindruch. "Metabolic Reprogramming, Caloric Restriction, and Aging." *Trends in Endocrinology and Metabolism* 21 (2010): 134–141.

Anson, R. M., Z. Guo, R. de Cabo, T. Iyun, M. Rios, A. Hagepanos, D. K. Ingram, et al. "Intermittent Fasting Dissociates Beneficial Effects of Dietary Restriction on Glucose Metabolism and Neuronal Resistance to Injury from Calorie Intake." *Pro- ceedings of the National Academy of Sciences* 100, no. 10 (2003): 6216–6220.

Anton, S. D., K. Moehl, W. T. Donahoo, K. Marosi, S. A. Lee, A. G. Mainous III, C. Leeuwenburgh, and M. P. Mattson. "Flipping the Metabolic Switch: Understanding and Applying the Health Benefits of Fasting." *Obesity* 26 (2018): 254–268.

Baker, D. J., T. Wijshake, T. Tchkonia, N. K. LeBrasseur, B. G. Childs, B. van de Sluis, J. L. Kirkland, et al. "Clearance of p16Ink4a-positive Senescent Cells Delays Ageing-Associated Disorders." *Nature* 479, no. 7372 (2011): 232–236.

Carlson, A., and F. Hoelzel. "Apparent Prolongation of the Life Span of Rats by Intermittent Fasting." *Journal of Nutrition* 31 (1946): 363–375.

Cleynen, I., and S. Vermeire. "Paradoxical Inflammation Induced by Anti-TNF Agents in Patients with IBD." *Nature Reviews Gastroenterology and Hepatology* 9, no. 9 (2012): 496–503.

Di Francesco, A., C. Di Germanio, M. Bernier, and R. de Cabo. "A Time to Fast." *Science* 362, no. 6416 (2018): 770–775.

Donati, A., G. Recchia, G. Cavallini, and E. J. Bergamini. "Effect of Aging and Anti-Aging Caloric Restriction on the Endocrine Regulation of Rat Liver Autophagy." *Journal of Gerontology A* 63, no. 6 (2008): 550–555.

Donato, A. J., A. E. Walker, K. A. Magerko, R. C. Bramwell, A. D. Black, G. D. Henson, B. R. Lawson, et al. "Life-Long Caloric Restriction Reduces Oxidative Stress and Preserves Nitric Oxide Bioavailability and Function in Arteries of Old Mice." *Aging Cell* 12, no. 5 (2013): 772–783.

Goodrick, C. L., D. K. Ingram, M. A. Reynolds, J. R. Freeman, and N. L. Cider. "Differential Effects of Intermittent Feeding and Voluntary Exercise on Body Weight and Lifespan in Adult Rats." *Journal of Gerontology* 38 (1983): 36–45.

Goodrick, C. L., D. K. Ingram, M. A. Reynolds, J. R. Freeman, and N. Cider. "Effects of Intermittent Feeding upon Body Weight and Lifespan in Inbred Mice: Interaction of Genotype and Age." *Mechanisms of Ageing and Develop-ment* 55, no. 1 (1990): 69–87.

Ingram, D. K., E. D. London, and C. L. Goodrick. "Age and Neurochemical Correlates of Radial Maze Performance in Rats." *Neurobiology of Aging* 2 (1981): 41–47.

Jacob, F. *The Possible and the Actual*. New York. Pantheon Books, 1982.

Kjeldsen-Kragh, J., M. Haugen, C. F. Borchgrevink, E. Laerum, M. Eek, P. Mowinkel, K. Hovi, et al. "Controlled Trial of Fasting and One-Year Vegetarian Diet in Rheumatoid Arthritis." *Lancet* 338, no. 8772 (1991): 899–902.

Knapp, L. T., and E. Klann. "Potentiation of Hippocampal Synaptic Transmis- sion by Superoxide Requires the Oxidative Activation of Protein Kinase C." *Journal of Neuroscience* 22, no. 3 (2002): 674–683.

Li, G., C. Xie, S. Lu, R. G. Nichols, Y. Tian, L. Li, D. Patel, et al. "Intermittent Fasting Promotes White Adipose Browning and Decreases Obesity by Shaping the Gut Microbiota." *Cell Metabolism* 26, no. 4 (2017): 672–685.

Longo, V. D., and M. P. Mattson. "Fasting: Molecular Mechanisms and Clinical Applications." *Cell Metabolism* 19 (2014): 181–192.

Lu, T., Y. Pan, S.-Y. Kao, C. Li, I. Kohane, J. Chan, and B. A. Yankner. "Gene Regulation and DNA Damage in the Ageing Human Brain." *Nature* 429, no. 6994 (2004): 883–891.

Mattison, J. A., R. J. Colman, T. M. Beasley, D. B. Allison, J. W. Kemnitz, G. S.

Roth, D. K. Ingram, et al. "Caloric Restriction Improves Health and Survival of Rhesus Monkeys." *Nature Communications* 8 (2017): 14063.

Mattson, M. P., and T. V. Arumugam. "Hallmarks of Brain Aging: Adaptive and Pathological Modification by Metabolic States." *Cell Metabolism* 27 (2018): 1176–1199.

Mattson, M. P., K. Moehl, N. Ghena, M. Schmaedick, and A. Cheng. "Inter- mittent Metabolic Switching, Neuroplasticity, and Brain Health." *Nature Reviews Neuroscience* 19 (2018): 63–80.

Meydani, S. N., S. K. Das, C. F. Pieper, M. R. Lewis, S. Klein, V. D. Dixit, A. K. Gupta, et al. "Long-Term Moderate Calorie Restriction Inhibits Inflammation without Impairing Cell-Mediated Immunity: A Randomized Controlled Trial in Non-Obese Humans." *Aging* 8, no. 7 (2016): 1416–1431.

Mitchell, S. J., M. Bernier, J. A. Mattison, M. A. Aon, T. A. Kaiser, R. M. Anson, Y. Ikeno, et al. "Daily Fasting Improves Health and Survival in Male Mice Independent of Diet Composition and Calories." *Cell Metabolism* 29, no. 1 (2019): 221–228.e3.

Nixon, Ralph A. "The Role of Autophagy in Neurodegenerative Disease."*Nature Medicine* 19, no. 8 (2013): 983–997.

Panda, S. *The Circadian Code: Lose Weight, Supercharge Your Energy, and Trans- form Your Health from Morning to Midnight.* Kutztown, PA: Rodale Institute, 2018.

Rangan, P., I. Choi, M. Wei, G. Navarrete, E. Guen, S. Brandhorst, N. Enyati, et al. "Fasting-Mimicking Diet Modulates Microbiota and Promotes Intestinal Regeneration to Reduce Inflammatory Bowel Disease Pathology." *Cell Reports* 26, no. 10 (2019): 2704–2719.

Ravussin, E., L. M. Redman, J. Rochon, S. Krupa Das, L. Fontana, W. E. Kraus, S. Romashkan, et al. "A 2-Year Randomized Controlled Trial of Human Caloric Restriction: Feasibility and Effects on Predictors of Health Span and Longevity." *Journal of Gerontology* 70 (2015): 1097–1104.

Rubinsztein, D. C., G. Mariño, and G. Kroemer. "Autophagy and Aging." *Cell* 146, no. 5 (2011): 682–695.

Snyder, S. H., and D. S. Bredt. "Nitric Oxide as a Neuronal Messenger." *Trends in Pharmacological Sciences* 12 (1991): 125–128.

Sutton, E. F., R. Beyl, K. S. Early, W. T. Cefalu, E. Ravussin, and C. M. Peter-son. "Early Time-Restricted Feeding Improves Insulin Sensitivity, Blood Pres-sure, and Oxidative Stress Even without Weight Loss in Men with Prediabetes." *Cell Metabolism* 27, no. 6 (2018): 1212–1221.

Weissman, L., D. G. Jo, M. M. Sorensen, N. C. de Souza-Pinto, W. R. Markes-bery, M. P. Mattson, and V. A. Bohr. "Defective DNA Base Excision Repair in Brain from Individuals with Alzeimer's Disease and Amnestic Mild Cognitive Impairment." *Nucleic Acids Research* 35, no. 16 (2007): 5545–5555.

Zhang, P., Y. Kishimoto, I. Grammatikakis, K. Gottimukkala, R. G. Cutler, S. Zhang, K. Abdelmohsen, et al. "Senolytic Therapy Alleviates Aβ-Associated Oli-godendrocyte Progenitor Cell Senescence and Cognitive Deficits in an Alzheim-er's Disease Model." *Nature Neuroscience* 22, no. 5 (2019): 719–728.

第三章

Ahmet, I., R. Wan, M. P. Mattson, E. G. Lakatta, and M. Talan. "Cardioprotec-tion by Intermittent Fasting in Rats." *Circulation* 112, no. 20 (2005): 3115–3121.

Anton, S. D., K. Moehl, W. T. Donahoo, K. Marosi, S. A. Lee, A. G. Mainous III, C. Leeuwenburgh, and M. P. Mattson. "Flipping the Metabolic Switch: Under-standing and Applying the Health Benefits of Fasting." *Obesity* 26 (2018): 254–268.

Antoni, R., K. L. Johnston, A. L. Collins, and M. D. Robertson. "Intermittent v. Continuous Energy Restriction: Differential Effects on Postprandial Glucose and Lipid Metabolism Following Matched Weight Loss in Overweight/Obese Participants." *British Journal of Nutrition* 119, no. 5 (Mar. 2018): 507–516.

Arumugam, T. V., T. M. Phillips, A. Cheng, C. H. Morrell, M. P. Mattson, and R. Wan. "Age and Energy Intake Interact to Modify Cell Stress Pathways and Stroke Outcome." *Annals of Neurology* 67, no. 1 (2010): 41–52.

Carter, S., P. M. Clifton, and J. B. Keogh. "The Effects of Intermittent Com-pared to Continuous Energy Restriction on Glycaemic Control in Type 2 Dia-betes: A Pragmatic Pilot Trial." *Diabetes Research Clinical Practice* 122 (2016): 106–112.

Chaix, A., E. N. C. Manoogian, G. C. Melkani, and S. Panda. "Time-Restricted Eating to Prevent and Manage Chronic Metabolic Diseases." *Annual Review Nutrition* 39 (Aug. 21, 2019): 291–315.

Choi, I. Y., C. Lee, and V. D. Longo. "Nutrition and Fasting Mimicking Diets in the Prevention and Treatment of Autoimmune Diseases and Immunosenes-cence." *Molecular and Cellular Endocrinology* 455 (2017): 4–12.

Choi, I. Y., L. Piccio, P. Childress, B. Bollman, A. Ghosh, S. Brandhorst, J. Suarez, et al. "A Diet Mimicking Fasting Promotes Regeneration and Reduces Autoimmunity and Multiple Sclerosis Symptoms." *Cell Reports* 15, no. 10 (2016): 2136–2146.

De Cabo, R., and M. P. Mattson. "Impact of Intermittent Fasting on Health, Aging, and Disease." *New England Journal of Medicine* 381, no. 26 (Dec. 2019): 2541–2551.

Di Biase, S., C. Lee, S. Brandhorst, B. Manes, R. Buono, C.-W. Cheng, M. Cacciottolo, et al. "Fasting-Mimicking Diet Reduces HO-1 to Promote T Cell–Mediated Tumor Cytotoxicity." *Cancer Cell* 30, no. 1 (2016): 136–146.

Donato, A. J., A. E. Walker, K. A. Magerko, R. C. Bramwell, A. D. Black, G. D. Henson, B. R. Lawson, et al. "Life-Long Caloric Restriction Reduces Oxidative Stress and Preserves Nitric Oxide Bioavailability and Function in Arteries of Old Mice." *Aging Cell* 12, no. 5 (2013): 772–783.

Duan, W., Z. Guo, H. Jiang, M. Ware, and M. P. Mattson. "Reversal of Behavioral and Metabolic Abnormalities, and Insulin Resistance Syndrome, by Dietary Restriction in Mice Deficient in Brain-Derived Neurotrophic Factor." *Endocrinology* 144, no. 6 (2003): 2446–2453.

Duan, W., and M. P. Mattson. "Dietary Restriction and 2-Deoxyglucose Administration Improve Behavioral Outcome and Reduce Degeneration of Dopaminergic Neurons in Models of Parkinson's Disease." *Journal of Neuroscience Research* 57, no. 2 (1999): 195–206.

Fitzgerald, K. C., D. Vizthum, B. Henry-Barron, A. Schweitzer, S. D. Cassard, E. Kossoff, A. L. Hartman, et al. "Effect of Intermittent vs. Daily Calorie Restriction on Changes in Weight and Patient-Reported Outcomes in People with Multiple Sclerosis." *Multiple Sclerosis and Related Disorders* 23 (2018): 33–39.

Griffioen, K. J., S. M. Rothman, B. Ladenheim, R. Wan, N. Vranis, E. Hutchi-son, E.

Okun, et al. "Dietary Energy Intake Modifies Brainstem Autonomic Dysfunction Caused by Mutant α-synuclein." *Neurobiology of Aging* 34, no. 3 (2013): 928–935.

Halagappa, V. K. M., Z. Guo, M. Pearson, Y. Matsuoka, R. G. Cutler, F. M. Laferla, and M. P. Mattson. "Intermittent Fasting and Caloric Restriction Ame-liorate Age-Related Behavioral Deficits in the Triple-Transgenic Mouse Model of Alzheimer's Disease." *Neurobiology of Disease* 26, no. 1 (2007): 212–220.

Harvie, M. N., M. Pegington, M. P. Mattson, J. Frystyk, B. Dillon, G. Evans, J. Cuzick, et al. "The Effects of Intermittent or Continuous Energy Restriction on Weight Loss and Metabolic Disease Risk Markers: A Randomized Trial in Young Overweight Women." *International Journal of Obesity* 35 (2011): 714–727.

Heilbronn, L. K., S. R. Smith, C. K. Martin, S. D. Anton, and E. Ravussin. "Alternate-Day Fasting in Nonobese Subjects: Effects on Body Weight, Body Composition, and Energy Metabolism." *American Journal of Clinical Nutrition* 81 (2005): 69–73.

Hu, Y., M. Zhang, Y. Chen, Y. Yang, and J. J. Zhang. "Postoperative Intermit-tent Fasting Prevents Hippocampal Oxidative Stress and Memory Deficits in a Rat Model of Chronic Cerebral Hypoperfusion." *European Journal of Nutrition* 58, no. 1 (2018): 423–432.

Jebeile, H., M. L. Gow, N. B. Lister, M. Mosalman Haghighi, J. Ayer, C. T. Cowell, L. A. Baur, and S. P. Garnett. "Intermittent Energy Restriction Is a Fea-sible, Effective, and Acceptable Intervention to Treat Adolescents with Obesity." *Journal of Nutrition* 149 (2019): 1189–1197.

Johnson, J. B., W. Summer, R. G. Cutler, B. Martin, and D. H. Hyun. "Alter-nate Day Calorie Restriction Improves Clinical Findings and Reduces Mark-ers of Oxidative Stress and Inflammation in Overweight Adults with Moderate Asthma." *Free Radical Biology and Medicine* 42 (2007): 665–674.

Kishimoto, Y., W. Zhu, W. Hosada, J. M. Sen, and M. P. Mattson. "Chronic Mild Gut Inflammation Accelerates Brain Neuropathology and Motor Dys-function in α-Synuclein Mutant Mice." *Neuromolecular Medicine* 21, no. 3 (2019): 239–249.

Kjeldsen-Kragh, J., M. Haugen, C. F. Borchgrevink, E. Laerum, M. Eek, P. Mowinkel, K. Hovi, et al. "Controlled Trial of Fasting and One-Year Vegetarian

Diet in Rheumatoid Arthritis." *Lancet* 338, no. 8772 (1991): 899–902.

Kroeger, C. M., M. C. Klempel, S. Bhutani, J. F. Trepanowski, C. C. Tangney, and K. A. Varady. "Improvement in Coronary Heart Disease Risk Factors dur-ing an Intermittent Fasting/Calorie Restriction Regimen: Relationship to Adi-pokine Modulations." *Nutrition and Metabolism* (London) 9, no. 1 (2012): 98.

Lefevre, M., L. M. Redman, L. K. Heilbronn, J. V. Smith, C. K. Martin, J. C. Rood, F. L. Greenway, et al. "Caloric Restriction Alone and with Exer-cise Improves CVD Risk in Healthy Non-obese Individuals." *Atherosclerosis* 203 (2009): 206–213.

Li, G., C. Xie, S. Lu, R. G. Nichols, Y. Tian, L. Li, D. Patel, et al. "Intermittent Fasting Promotes White Adipose Browning by Shaping the Gut Microbiota." *Cell Metabolism* 26 (2017): 672–685.e4.

Longo, V. D., and M. P. Mattson. "Fasting: Molecular Mechanisms and Clinical Applications." *Cell Metabolism* 19 (2014): 181–192.

Maswood, N., J. Young, E. Tilmont, Z. Zhang, D. M. Gash, G. A. Gerhardt, R. Grondin, et al. "Caloric Restriction Increases Neurotrophic Factor Levels and Attenuates Neurochemical and Behavioral Deficits in a Primate Model of Parkin-son's Disease." *Proceedings of the National Academy of Sciences* 101, no. 52 (2004): 18171–18176.

Nencioni, A., I. Caffa, S. Cortellino, and V. D. Longo. "Fasting and Can-cer: Molecular Mechanisms and Clinical Application." *Nature Review Cancer* 18 (2018): 707–719.

Okoshi, K., M. D. M. Cezar, M. A. M. Polin, J. R. Paladino Jr., P. F. Martinez, S. A. Oliveira Jr., A. R. R. Lima, et al. "Influence of Intermittent Fasting on Myo-cardial Infarction–Induced Cardiac Remodeling." *BMC Cardiovascular Disorders* 19, no. 1 (2019): 126.

Ross, M. H., and G. Bras. "Lasting Influence of Early Caloric Restriction on Prevalence of Neoplasms in the Rat." *Journal of the National Cancer Institute* 47 (1971): 1095–1113.

Sundfor, T. M., M. Svendsen, and S. Tonstad. "Effect of Intermittent versus Continuous Energy Restriction on Weight Loss, Maintenance and Cardiometa-bolic Risk: A Randomized 1-Year Trial." *Nutrition, Metabolism, and Cardiovas-cular Diseases* 28, no. 7 (2018): 698–706.

Trepanowski, J. F., C. M. Kroeger, A. Barnosky, M. C. Klempel, S. Bhutani, and K. K. Hoddy. "Effect of Alternate-Day Fasting on Weight Loss, Weight Maintenance, and Cardioprotection among Metabolically Healthy Obese Adults: A Randomized Clinical Trial." *JAMA Internal Medicine* 177 (2017): 930–938.

Vermeij, W. P., M. E. T. Dollé, E. Reiling, D. Jaarsma, C. Payan-Gomez, C. R. Bombardieri, H. Wu, et al. "Restricted Diet Delays Accelerated Ageing and Genomic Stress in DNA-Repair-Deficient Mice." *Nature* 537, no. 7620 (2016): 427–431.

Wan, R., L. A. Weigand, R. Bateman, K. Griffioen, D. Mendelowitz, and M. P. Mattson. "Evidence That BDNF Regulates Heart Rate by a Mechanism Involving Increased Brainstem Parasympathetic Neuron Excitability." *Journal of Neurochemistry* 129 (2014): 573–580.

Wilkinson, M. J., E. N. C. Manoogian, A. Zadourian, H. Lo, S. Fakhouri, A. Shoghi, X. Wang, et al. "Ten-Hour Time-Restricted Eating Reduces Weight, Blood Pressure, and Atherogenic Lipids in Patients with Metabolic Syndrome." *Cell Metabolism* 31, no. 1 (2020): 92–104.

Yang, J.-L., Y.-T. Lin, P.-C. Chuang, V. A. Bohr, and M. P. Mattson. "BDNF and Exercise Enhance Neuronal DNA Repair by Stimulating CREB-Mediated Production of Apurinic/Apyrimidinic Endonuclease 1." *Neuromolecular Medicine* 16, no. 1 (2014): 161–174.

Yu, Z. F., and M. P. Mattson. "Dietary Restriction and 2-Deoxyglucose Administration Reduce Focal Ischemic Brain Damage and Improve Behavioral Outcome: Evidence for a Preconditioning Mechanism." *Journal of Neuroscience Research* 57, no. 6 (1999): 830–839.

第四章

Bruce-Keller, A. J., J. M. Salbaum, M. Luo, E. Blanchard IV, C. M. Taylor, D. A. Welsh, and H. R. Berthoud. "Obese-Type Gut Microbiota Induce Neurobe-havioral Changes in the Absence of Obesity." *Biological Psychiatry* 77 (2015): 607–615.

Camandola, S., and M. P. Mattson. "Brain Metabolism in Health, Aging, and Neurodegeneration." *EMBO Journal* 36 (2017): 1474–1492.

Cheng, A., R. Wan, J. L. Yang, N. Kamimura, T. G. Son, X. Ouyang, Y. Luo, et al. "Involvement of PGC-1α in the Formation and Maintenance of Neuronal Dendritic Spines." *Nature Communications* 3 (2012): 1250.

Cheng, A., Y. Yang, Y. Zhou, C. Maharana, D. Lu, W. Peng, Y. Liu, et al. "Mito- chondrial SIRT3 Mediates Adaptive Responses of Neurons to Exercise and Metabolic and Excitatory Challenges." *Cell Metabolism* 23 (2016): 128–142.

Cignarella, F., C. Cantoni, L. Ghezzi, A. Salter, Y. Dorsett, L. Chen, D. Phillips, et al. "Intermittent Fasting Confers Protection in CNS Autoimmunity by Alter-ing the Gut Microbiota." *Cell Metabolism* 27 (2018): 1222–1235.e6.

Jones, R., P. Pabla, J. Mallinson, A. Nixon, T. Taylor, A. Bennett, and K. Tsintzas. "Two Weeks of Early Time-Restricted Feeding Improves Skeletal Muscle Insulin and Anabolic Sensitivity in Healthy Men." *American Journal of Clinical Nutri-tion* 112, no. 4 (July 30, 2020): 1015–1028.

Lee, J, K. B. Seroogy, and M. P. Mattson. "Dietary Restriction Enhances Neu-rotrophin Expression and Neurogenesis in the Hippocampus of Adult Mice." *Journal of Neurochemistry* 80, no. 3 (2002): 539–547.

Li, G., C. Xie, S. Lu, R. G. Nichols, Y. Tian, L. Li, D. Patel, et al. "Intermittent Fasting Promotes White Adipose Browning and Decreases Obesity by Shaping the Gut Microbiota." *Cell Metabolism* 26 (2017): 672–685.e4.

Liu, Y., A. Cheng, Y-J. Li, Y. Yang, Y. Kishimoto, S. Zhang, Y. Wang, et al. "SIRT3 Mediates Hippocampal Synaptic Adaptations to Intermittent Fasting and Ame-liorates Deficits in APP Mutant Mice." *Nature Communications* 10, no. 1 (2019): 1886.

Mager, D. E., R. Wan, M. Brown, A. Cheng, P. Wareski, D. R. Abernethy, and M. P. Mattson. "Caloric Restriction and Intermittent Fasting Alter Spectral Measures of Heart Rate and Blood Pressure Variability in Rats." *FASEB Journal* 20 (2006): 631–637.

Marosi, K., S. W. Kim, K. Moehl, M. Scheibye-Knudsen, A. Cheng, R. Cutler, S. Camandola, and M. P. Mattson. "3-Hydroxybutyrate Regulates Energy Metab-olism and Induces BDNF Expression in Cerebral Cortical Neurons." *Journal of Neurochemistry* 139 (2016): 769–781.

Marosi, K., K. Moehl, I. Navas-Enamorado, S. J. Mitchell, Y. Zhang, E. Lehrmann, M. A. Aon, et al. "Metabolic and Molecular Framework for the Enhancement of

Endurance by Intermittent Food Deprivation." *FASEB Journal* 32 (2018): 3844–3858.

Mattson, M. P. "Energy Intake and Exercise as Determinants of Brain Health and Vulnerability to Injury and Disease." *Cell Metabolism* 16 (2012): 706–722.

Mattson, M. P., and E. J. Calabrese. *Hormesis: A Revolution in Biology, Toxicology, and Medicine.* New York: Springer, 2010.

Mattson, M. P., K. Moehl, N. Ghena, M. Schmaedick, and A. Cheng. "Inter-mittent Metabolic Switching, Neuroplasticity, and Brain Health." *Nature Reviews Neuroscience* 19 (2018): 63–80.

Sleiman, S. F., J. Henry, R. Al-Haddad, L. El Hayek, E. Abou Haidar, T. Stringer, D. Ulja, et al. "Exercise Promotes the Expression of Brain Derived Neurotrophic Factor (BDNF) through the Action of the Ketone Body β-hydroxybutyrate." *Elife*, June 2, 2016, 5;e15092.

Stranahan, A. M., and M. P. Mattson. "Recruiting Adaptive Cellular Stress Responses for Successful Brain Ageing." *Nature Reviews Neuroscience* 13 (2012): 209–216.

Sun, N., R. J. Youle, and T. Finkel. "The Mitochondrial Basis of Aging." *Molecular Cell* 61 (2016): 654–666.

Tinsley, G. M., M. Lane Moore, A. J. Graybeal, A. Paoli, Y. Kim, J. U. Gonzales, J. R. Harry, et al. "Time-Restricted Feeding Plus Resistance Training in Active Females: A Randomized Trial." *American Journal of Clinical Nutrition* 110, no. 3 (2019): 628–640.

Van Praag, H., G. Kempermann, and F. H. Gage. "Running Increases Cell Pro-liferation and Neurogenesis in the Adult Mouse Dentate Gyrus." *Nature Neuro-science* 2, no. 3 (1999): 266–270.

Wan, R., S. Camandola, and M. P. Mattson. "Intermittent Food Deprivation Improves Cardiovascular and Neuroendocrine Responses to Stress in Rats." *Journal of Nutrition* 133, no. 6 (2003): 1921–1929.

Wan, R., L. A. Weigand, R. Bateman, K. Griffioen, D. Mendelowitz, and M. P. Mattson. "Evidence That BDNF Regulates Heart Rate by a Mechanism Involv-ing Increased Brainstem Parasympathetic Neuron Excitability." *Journal of Neu-rochemistry* 129 (2014): 573–580.

Wilhelmi de Toledo, F., F. Grundler, A. Bergouignan, S. Drinda, and A. Michalsen.

"Safety, Health Improvement, and Well-Being during a 4 to 21-Day Fasting Period in an Observational Study Including 1422 Subjects." *PLoS One* 14 (2019): e0209353.

第五章

Cheng, A., J. Wang, N. Ghena, Q. Zhao, I. Perone, T. M. King, R. L. Veech, et al. "SIRT3 Haploinsufficiency Aggravates Loss of GABAergic Interneurons and Neuronal Network Hyperexcitability in an Alzheimer's Disease Model." *Journal of Neuroscience* 40 (2020): 694–709.

Clarke, K., K. Tchabanenko, R. Pawlosky, E. Carter, M. T. King, K. Musa- Veloso, M. Ho, et al. "Kinetics, Safety and Tolerability of (R)-3-hydroxybutyl (R)-3-hydroxybutyrate in Healthy Adult Subjects." *Regulatory Toxicology and Pharmacology* 63, no. 3 (2012): 401–408.

Cox, P. J., T. Kirk, T. Ashmore, K. Willerton, R. Evans, A. Smith, A. J. Murray, et al. "Nutritional Ketosis Alters Fuel Preference and Thereby Endurance Performance in Athletes." *Cell Metabolism* 24 (2016): 256–268.

Cunnane, S. C., E. Trushina, C. Morland, A. Prigione, G. Casadesus, Z. B. Andrews, M. Flint Beal, et al. "Brain Energy Rescue: An Emerging Therapeutic Concept for Neurodegenerative Disorders of Aging." *Nature Reviews Drug Dis-covery* 19, no. 9 (Sept. 2020): 609–633.

Kashiwaya, Y., C. Bergman, J. H. Lee, R. Wan, M. T. King, M. R. Mughal, E. Okun, et al. "A Ketone Ester Diet Exhibits Anxiolytic and Cognition-Sparing Properties, and Lessens Amyloid and Tau Pathologies in a Mouse Model of Alzheimer's Disease." *Neurobiology of Aging* 34, no. 6 (2013): 1530–1539.

Mujica-Parodi, L. R., A. Amgalan, S. F. Sultan, B. Antal, X. Sun, S. Skiena, A. Lithen, et al. "Diet Modulates Brain Network Stability, a Biomarker for Brain Aging, in Young Adults." *Proceedings of the National Academy of Sciences USA* 117 (2020): 6170–6177.

Murray, A. J., N. S. Knight, M. A. Cole, L. E. Cochlin, E. Carter, K. Tcha- banenko, T. Pichulik, et al. "Novel Ketone Diet Enhances Physical and Cogni-tive Performance." *FASEB Journal* 30 (2016): 4021–4032.

第六章

Brown, A. W., M. M. Bohan Brown, and D. B. Allison. "Belief beyond the Evidence: Using the Proposed Effect of Breakfast on Obesity to Show Two Practices That Distort Scientific Evidence." *American Journal of Clinical Nutrition* 98, no. 5 (2013): 1298–1308.

Buettner, D. *The Blue Zones: Lessons for Living Longer from People Who've Lived the Longest.* 2nd ed. Washington, DC: National Geographic Society, 2012.

Butler, M., V. A. Nelson, H. Davila, E. Ratner, H. A. Fink, L. S. Hemmy, J. R. McCarten, et al. "Over-the-Counter Supplement Interventions to Pre-vent Cognitive Decline, Mild Cognitive Impairment, and Clinical Alzheimer- Type Dementia: A Systematic Review." *Annals of Internal Medicine* 168, no. 1 (2018): 52–62.

Camandola, S., N. Plick, and M. P. Mattson. "Impact of Coffee and Cacao Purine Metabolites on Neuroplasticity and Neurodegenerative Disease." *Neuro-chemical Research* 44, no. 1 (2019): 214–227.

Cheke, L. G., J. S. Simons, and N. S. Clayton. "Higher Body Mass Index Is Associated with Episodic Memory Deficits in Young Adults." *Quarterly Journal of Experimental Psychology* 69, no. 11 (2016): 2305–2316.

Denis, I., B. Potier, S. Vancassel, C. Heberden, and M. Lavialle. "Omega-3 Fatty Acids and Brain Resistance to Ageing and Stress: Body of Evidence and Possible Mechanisms." *Ageing Research Reviews* 12, no. 2 (2013): 579–594.

Dinu, M., G. Pagliai, A. Casini, and F. Sofi. "Mediterranean Diet and Mul-tiple Health Outcomes: An Umbrella Review of Meta-analyses of Observational Studies and Randomised Trials." *European Journal of Clinical Nutrition* 72, no. 1 (2018): 30–43.

Koul, O. *Insect Antifeedants.* New York: CRC Press, 2005.

Lee, J., D. G. Jo, D. Park, H. Y. Chung, and M. P. Mattson. "Adaptive Cellular Stress Pathways as Therapeutic Targets of Dietary Phytochemicals: Focus on the Nervous System." *Pharmacological Reviews* 66, no. 3 (2014): 815–868.

Mattson, M. P., ed. *Diet–Brain Connections: Impact on Memory, Mood, Aging, and*

间歇性禁食：优化健康和延缓衰老的科学

Disease. Norwell, MA: Kluwer Academic, 2002.

Mattson, M. P. "What Doesn't Kill You ..." *Scientific American* 313, no. 1 (2015): 40–45.

McMacken, M., and S. Shah. "A Plant-Based Diet for the Prevention and Treatment of Type 2 Diabetes." *Journal of Geriatric Cardiology* 14, no. 5 (2017): 342–354.

Noble, E. E., T. M. Hsu, J. Liang, and S. E. Kanoski. "Early-Life Sugar Consumption Has Long-Term Negative Effects on Memory Function in Male Rats." *Nutritional Neuroscience* 22, no. 4 (2019): 273–283.

Ornish, D., L. W. Scherwitz, J. H. Billings, S. E. Brown, K. L. Gould, T. A. Merritt, S. Sparler, et al. "Intensive Lifestyle Changes for Reversal of Coronary Heart Disease." *JAMA* 280, no. 23 (1998): 2001–2007.

Sano, M., C. Ernesto, R. G. Thomas, M. R. Klauber, K. Schafer, M. Grund-man, P. Woodbury, et al. "A Controlled Trial of Selegiline, Alpha-Tocopherol, or Both as Treatment for Alzheimer's Disease. The Alzheimer's Disease Cooperative Study." *New England Journal of Medicine* 336, no. 17 (1997): 1216–1222.

Stranahan, A. M., E. D. Norman, K. Lee, R. G. Cutler, R. S. Telljohann, J. M. Egan, and M. P. Mattson. "Diet-Induced Insulin Resistance Impairs Hippocam-pal Synaptic Plasticity and Cognition in Middle-Aged Rats." *Hippocampus* 18, no. 11 (2008): 1085–1088.

Taubes, G. *The Case against Sugar*. New York: Knopf, 2016.

Ventura, E. E., J. N. Davis, and M. I. Goran. "Sugar Content of Popular Sweetened Beverages Based on Objective Laboratory Analysis: Focus on Fructose Content." *Obesity* (Silver Spring, MD) 19, no. 4 (2011): 868–874.

第七章

Augustijn, M. J. C. M., E. D'Hondt, A. Leemans, L. Van Acker, A. De Guchtenaere, M. Lenoir, F. J. A. Deconinck, and K. Caeyenberghs. "Weight Loss, Behavioral Change, and Structural Neuroplasticity in Children with Obesity through a Mul-tidisciplinary Treatment Program." *Human Brain Mapping* 40 (2019): 137–150.

Baker, K. D., A. Loughman, S. J. Spencer, and A. C. Reichelt. "The Impact of

Obesity and Hypercaloric Diet Consumption on Anxiety and Emotional Behavior across the Lifespan." *Neuroscience Biobehavioral Reviews* 83 (2017): 173–182.

Baker, K. D., and A. C. Reichelt. "Impaired Fear Extinction Retention and Increased Anxiety-Like Behaviours Induced by Limited Daily Access to a High-Fat/High-Sugar Diet in Male Rats: Implications for Diet-Induced Prefrontal Cortex Dysregulation." *Neurobiology of Learning and Memory* 136 (2016): 127–138.

Bustamante, E. E., C. F. Williams, and C. L. Davis. "Physical Activity Interventions for Neurocognitive and Academic Performance in Overweight and Obese Youth: A Systematic Review." *Pediatric Clinics of North America* 63 (2016): 459–480.

Cao-Lei, L., D. P. Laplante, and S. King. "Prenatal Maternal Stress and Epigenetics: Review of the Human Research." *Current Molecular Biology Reports* 2 (2016): 16–25.

CDC. "Data & Statistics on Autism Spectrum Disorder." Centers for Disease Control and Prevention. n.d. Accessed April 21, 2021. https://www.cdc.gov/ncbddd/autism/data.html.

De Luca, S. N., I. Ziko, L. Sominsky, J. C. Nguyen, T. Dinan, A. A. Miller, T. A. Jenkins, and S. F. Spencer. "Early Life Overfeeding Impairs Spatial Memory Performance by Reducing Microglial Sensitivity to Learning." *Journal of Neuroinflammation* 13 (2016): 112.

Ferreira, A., J. P. Castro, J. P. Andrade, M. Dulce Madeira, and A. Cardoso. "Cafeteria-Diet Effects on Cognitive Functions, Anxiety, Fear Response and Neu-rogenesis in the Juvenile Rat." *Neurobiology of Learning and Memory* 155 (2018): 197–207.

Gray, J. C., N. A. Schvey, and M. Tanofsky-Kraff. "Demographic, Psychological, Behavioral, and Cognitive Correlates of BMI in Youth: Findings from the Adolescent Brain Cognitive Development (ABCD) Study." *Psychology and Med-icine*, July 10, 2019, 1–9.

Mattson, M. P. "An Evolutionary Perspective on Why Food Overconsumption Impairs Cognition." *Trends in Cognitive Sciences* 23, no. 3 (2019): 200–212.

Phillips, O. R., A. K. Onopa, Y. V. Zaiko, and M. K. Singh. "Insulin Resistance Is Associated with Smaller Brain Volumes in a Preliminary Study of Depressed and Obese Children." *Pediatric Diabetes* 19 (2018): 892–897.

Rivell, A., and M. P. Mattson. "Intergenerational Metabolic Syndrome and Neuronal Network Hyperexcitability in Autism." *Trends in Neurosciences* 42 (2019): 709–726.

Ross, N., P. L. Yau, and A. Convit. "Obesity, Fitness, and Brain Integrity in Adolescence." *Appetite* 93 (2015): 44–50.

Weber, A. S., ed. *Nineteenth-Century Science: An Anthology*. Peterborough, CA: Broadview Press, 2000.

Yau, P. L., M. G. Castro, A. Tagani, W. H. Tsiu, and A. Convit. "Obesity and Metabolic Syndrome and Functional and Structural Brain Impairments in Adolescence." *Pediatrics* 130 (2012): e856–e864.

Yau, P. L., E. H. Kang, D. C. Javier, and A. Convit. "Preliminary Evidence of Cognitive and Brain Abnormalities in Uncomplicated Adolescent Obesity." *Obesity* (Silver Spring, MD) 22 (2014): 1865–1871.

第八章

Athauda, D., K. Maclagan, S. S. Skene, M. Bajwa-Joseph, D. Letchford, K. Chowdhury, S. Hibbert, et al. "Exenatide Once Weekly versus Placebo in Parkinson's Disease: A Randomised, Double-Blind, Placebo-Controlled Trial." *Lancet* 390 (2017): 1664–1675.

Bradley, E. H., and L. A. Taylor. *The American Health Care Paradox: Why Spending More Is Getting Us Less*. New York: PublicAffairs, Perseus Books Group, 2013.

Brill, S. *America's Pill: Money, Politics, Backroom Deals, and the Fight to Fix Our Broken Healthcare System*. New York: Random House, 2015.

Doyle, M. E., P. McConville, M. J. Theodorakis, M. M. Goetschkes, M. Ber-nier, R. G. S. Spencer, H. W. Holloway, et al. "In Vivo Biological Activity of Exendin (1-30)." *Endocrine* 27, no. 1 (2005): 1–9.

Duan, W., and M. P. Mattson. "Dietary Restriction and 2-Deoxyglucose Administration Improve Behavioral Outcome and Reduce Degeneration of Dopaminergic Neurons in Models of Parkinson's Disease." *Journal of Neuroscience Research* 57 (1999): 195–206.

Emond, A. J., A. M. Bernhardt, D. Gilbert-Diamond, Z. Li, and J. D. Sargent.

"Commercial Television Exposure, Fast Food Toy Collecting, and Family Visits to Fast Food Restaurants among Families Living in Rural Communities." *Journal of Pediatrics* 168 (2016): 158–163.e1.

Geisler, J. G., K. Marosi, J. Halpern, and M. P. Mattson. "DNP, Mitochon- drial Uncoupling, and Neuroprotection: A Little Dab'll Do Ya." *Alzheimer's and Dementia* 13 (2017): 582–591.

Harrison, D. E., R. Strong, Z. D. Sharp, J. F. Nelson, C. M. Astle, K. Flurkey, N. L. Nadon, et al. "Rapamycin Fed Late in Life Extends Lifespan in Geneti-cally Heterogeneous Mice." *Nature* 460 (2009): 392–395.

Kim, W., and J. M. Egan. "The Role of Incretins in Glucose Homeostasis and Diabetes Treatment." *Pharmacological Reviews* 60 (2008): 470–512.

Kishimoto, Y., J. Johnson, W. Fang, J. Halpern, K. Marosi, D. Liu, J. G. Geisler, et al. "A Mitochondrial Uncoupler Prodrug Protects Dopaminergic Neurons and Improves Functional Outcome in a Mouse Model of Parkinson's Disease." *Neurobiology of Aging* 85 (2020): 123–130.

Lautrup, S., D. A. Sinclair, M. P. Mattson, and E. F. Fang. "NAD$^+$ in Brain Aging and Neurodegenerative Disorders." *Cell Metabolism* 30 (2019): 630–655.

Lee, J., A. J. Bruce-Keeler, Y. Kruman, S. L. Chan, and M. P. Mattson. "2-Deoxy-D-Glucose Protects Hippocampal Neurons against Excitotoxic and Oxidative Injury: Evidence for the Involvement of Stress Proteins." *Journal of Neuroscience Research* 57, no. 1 (1999): 48–61.

Li, Y., T. A. Perry, M. S. Kindy, B. K. Harvey, D. Tweedie, H. W. Holloway, K. Powers, et al. "GLP-1 Receptor Stimulation Preserves Primary Cortical and Dopa-minergic Neurons in Cellular and Rodent Models of Stroke and Parkinsonism." *Proceedings of the National Academy of Sciences USA* 106 (2009): 1285–1290.

Liu, D., M. Pitta, H. Jiang, J-H. Lee, G. Zhang, X. Chen, E. M. Kawamoto, and M. P. Mattson. "Nicotinamide Forestalls Pathology and Cognitive Decline in Alzheimer Mice: Evidence for Improved Neuronal Bioenergetics and Autoph-agy Procession." *Neurobiology Aging* 34 (2013): 1564–1580.

Liu, D., Y. Zhang, R. Gharavi, H. R. Park, J. Lee, S. Siddiqui, R. Telljohann, et al. "The Mitochondrial Uncoupler DNP Triggers Brain Cell mTOR Signaling Network Reprogramming and CREB Pathway Up-Regulation." *Journal of Neu-*

rochemistry 134, no. 4 (2015): 677–692.

Malagelada, C., Z. H. Jin, V. Jackson-Lewis, S. Przedborski, and L. A. Greene. "Rapamycin Protects against Neuron Death in In Vitro and In Vivo Models of Parkinson's Disease." *Journal of Neuroscience* 30 (2010): 1166–1175.

Otto, S. *The War on Science: Who's Waging It, Why It Matters, What We Can Do about It*. Minneapolis, MN: Milkweed, 2016.

Rajman, L., K. Chwalek, and D. A. Sinclair. "Therapeutic Potential of NAD-Boosting Molecules: The In Vivo Evidence." *Cell Metabolism* 27 (2018): 529–547.

Rosenthal, E. *An American Sickness: How Healthcare Became Big Business and How You Can Take It Back*. New York: Penguin Books, 2017.

Sadeghirad, B. "Influence of Unhealthy Food and Beverage Marketing on Children's Dietary Intake and Preference: A Systematic Review and Meta-analysis of Randomized Trials." *Obesity Reviews* 17 (2016): 945–959.

Salcedo, I., D. Tweedie, Y. Li, and N. H. Greig. "Neuroprotective and Neurotrophic Actions of Glucagon-Like Peptide-1: An Emerging Opportunity to Treat Neurodegenerative and Cerebrovascular Disorders." *British Journal of Pharmacol-ogy* 166, no. 5 (2012): 1586–1599.

Volkow, N. D., R. A. Wise, and R. Baler. "The Dopamine Motive System: Implications for Drug and Food Addiction." *Nature Reviews Neuroscience* 18, no. 12 (2017): 741–752.

Wu, T. *The Attention Merchants: The Epic Scramble to Get Inside Our Heads*. New York: Knopf, 2016.

Yu, Z. F., and M. P. Mattson. "Dietary Restriction and 2-Deoxyglucose Administration Reduce Focal Ischemic Brain Damage and Improve Behavioral Outcome: Evidence for a Preconditioning Mechanism." *Journal of Neuroscience Research* 57, no. 6 (1999): 830–839.

第九章

Cunnane, S. C., E. Trushina, C. Morland, A. Prigione, G. Casadesus, Z. B. Andrews, M. Flint Beal, et al. "Brain Energy Rescue: An Emerging Therapeutic Concept for Neurodegenerative Disorders of Aging." *Nature Reviews Drug Dis-covery* 19, no. 9 (Sept. 2020): 609–633.

De Cabo, R., and M. P. Mattson. "Impact of Intermittent Fasting on Health, Aging, and Disease." *New England Journal of Medicne* 381, no. 26 (Dec. 2019): 2541–2551.

Harvie, M. N., M. Pegington, M. P. Mattson, J. Frystyk, B. Dillon, G. Evans, J. Cuzick, et al. "The Effects of Intermittent or Continuous Energy Restriction on Weight Loss and Metabolic Disease Risk Markers: A Randomized Trial in Young Overweight Women." *International Journal of Obesity* (London) 35, no. 5 (2011): 714–727.

Rose, S. *The Future of the Brain: The Promise and Perils of Tomorrow's Neuroscience.* Oxford: Oxford University Press, 2005.